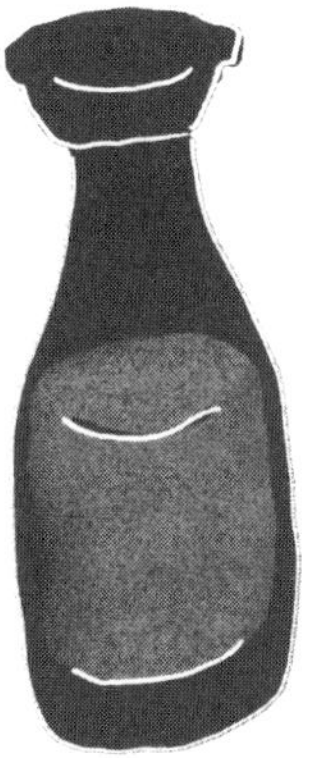

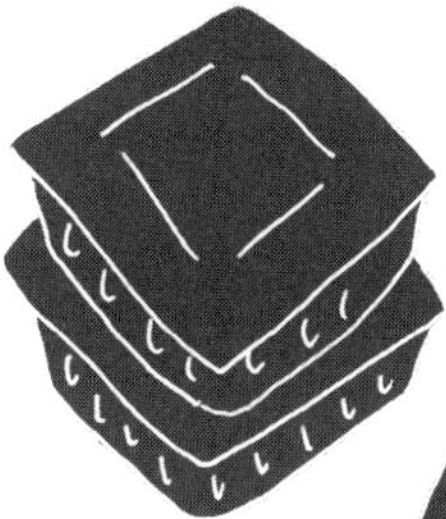

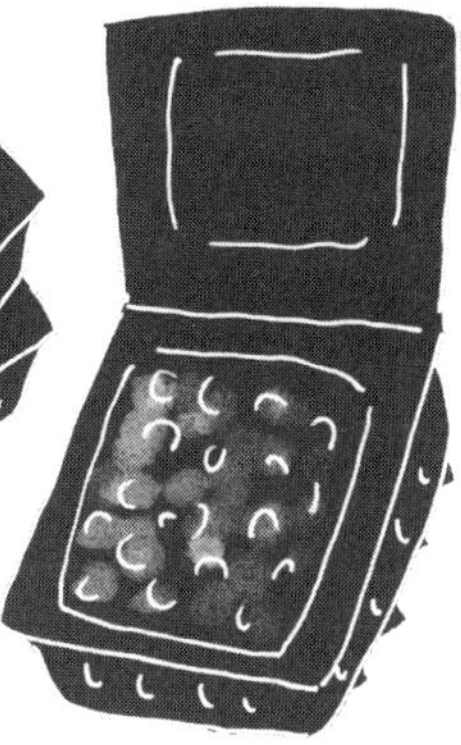

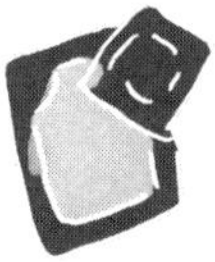

激安食品の落とし穴

山本謙治

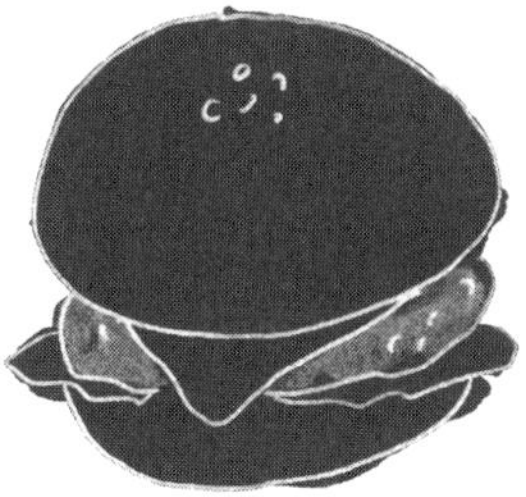

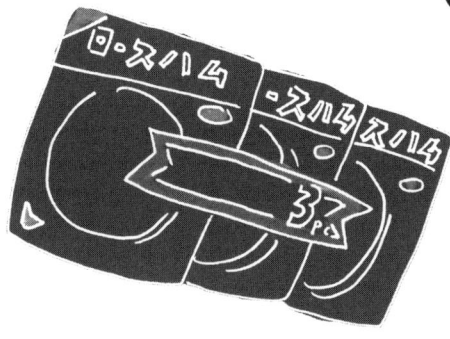

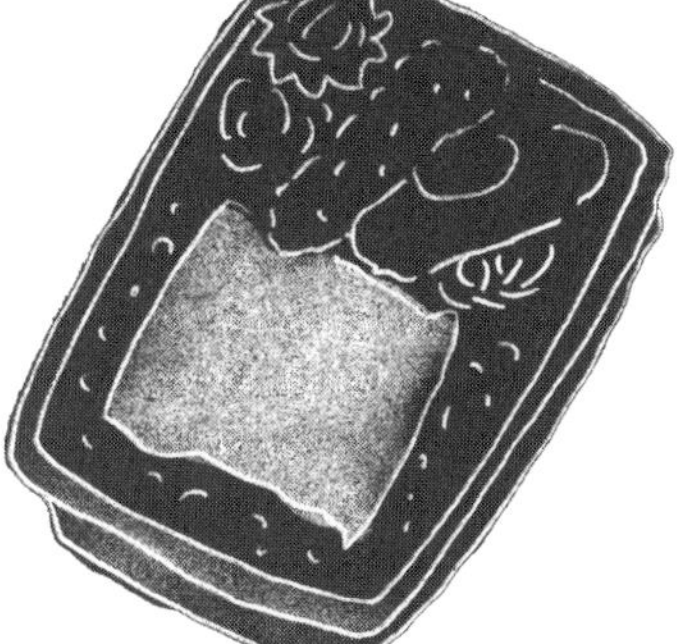

KADOKAWA

目次

装丁／小川恵子（瀬戸内デザイン）
イラスト／風間勇人

本書のメッセージは極めて単純なものだ。それは「安い食品を求めすぎると、まわりまわって消費者にとって不利益なことが生じることもある」ということである。安いものも高いものも、内実は同じだと思っているかもしれないが、それは違う。安いものにはそれなりの「安い理由」があって、高いものには存在しない、ある種の欠落があるものなのだ。それを理解していただいた上で「たべものの本来的な価値」に気づいてもらうことを最終的なゴールとしている。

無自覚にたべものを破壊してしまう消費者たち

僕たちのたべものを巡る状況は、20年前と比べると大きく変わってしまった。

第一に、たべものを生産するためのシステムである農業や畜産業、水産業といった第一次産業がこれまでになく疲弊し、崩壊しようとしている。高齢化と後継者不足が深刻だということは報じられ続けているし、政策的にも支援されているから、改善するのではないかと思う人も多いかもしれない。しかし現実には、第一次産業はこのままだと日本からなくなりそうな勢いだ。

第二に、この状況を作り出したのは、明らかに消費者自身である。いまや消費者がソーシャルネットワーク上で「ダメ」といえば、全国に知られるメーカーであっても簡単に潰れてしまう時代になった。その消費者が求めるのは「新鮮でおいしく、安全でしかも安いたべもの」である。新鮮であること、おいしく作ること、安全性を確保すること、すべてにコストがかかる。食材が世界的に高騰し、人がおらず人件費も上がる中で、とても「安く」などできやしない。それでも消費者の言うことに従いましょうというのがいまの日本の風潮だ。

消費者は弱者であり、守られるべき存在というのが日本の消費者運動の趣旨だが、果たしていまの時代に合っているだろうか。いまや消費者が最も強い立場にいるのではないかと思うほどだ。

第三に、そうした消費者の声を反映する立場にあるスーパーマーケットや外食産業といった（第一次産業からみた）買い手側が圧倒的パワーを持ってしまい、価格を支配している。戦前・戦後は食料難だったこともあり、たべるものを持っていた生産者・問屋などの売る側に価格を決めるパワーがあった。しかし高度経済成長期とバブル期を経て日本人は飽食になり、買う側・選ぶ側に主導権が移ってしまった。消費者の最も近くにあるスーパーやコンビニ、外食産業といった買い手企業は、消費者の希望である「新鮮でおいしく、安全でしかも安い」を叶えようとする。その無理な希望を叶えるためにスーパーは自社の利益も削るが、メーカーや生産者を買い叩いて泣かせている。

こうしていまや、日本のたべものを作りだしてきた生産者やメーカーが、今後の経営を続けるべきか否《いな》かを真剣に考えざるを得ない状況に追い込まれているのだ。

先にも書いたが、消費者の姿が昭和の頃とは大きく変容している。単純にいえば、たべものに対する基礎的な知識を持たない人が多くなっているのだ。たわわに実のなる畑や、鶏が走り回る光景、牛が草をはんでいる里など、たべものが生産される現場は食卓からとても遠い風景になった。だからたべものを買うとき、その価格で生産者が生活できるのかということに気を回すことがない。ふだん買うものは安いほどよい、店頭の激安価格は、それでも生産者やメーカーが生きていけるからつけられていると思っている。ごくたまに、背景の物語が書かれたこだわり食品を買い求め、それで佳いものを買い支えたと思って満足し、毎日の買い物の方が重要な経済行為だということはあまり考えない。

さらに、たべものを巡る不祥事はこれまで以上に大きく取りざたされるようになった。たべものは人が口から直接的に身体の中に摂取するものだから、間違ったことがあってはならず、不祥事はきっちりと取り締まるべきだ。しかし、最近のたべものを巡る報道の中には「論点がずれている」「そこまで問題視するようなものではない」と思えるものも多い。しかし、そうした情報によって世論は驚くほどに大きく喚起され、不買運動や非難の声があがり、企業が潰れたり、本来は必要ない規制ができてしまったりする。

なぜこのようなことが起こるのか。根底には、先に述べたように消費者が変わり、たべものの基礎知識を持っていないゆえに、テレビや雑誌などでとりあげられたものに過剰に反応してしまうということがあるのではないだろうか。「身体によい」といわれればすぐに店頭からなくなるほどに買い、「悪い」とされれば一切口にしない。賞味期限が切れても、すぐに食べられなくなることはないのに、一日でも期限を過ぎたら捨ててしまう。そんな極端な消費行動は、たべものの生産工程が身近にあった時代にはなかったことだ。

消費者だけではなく、それを報じるメディアについても同じことがいえる。僕の周りで聞く話だが、かつての大手新聞や雑誌では、たべものに関する記事を書くのはそれなりの経験を持つ人であることが普通だった。だが、いまでは数年ごとの人事異動で入れ替わった、たべものに関わるバックグラウンドがほとんどない記者が記事を書くようになっているようだ。このような状況では、何がニュースになり得るのか、問題視すべきなのかという根本的な部分から、たべものに関する報道が狂ってしまう可能性を否定できない。

このように、すべては、たべものがどのように作られ、運ばれてわたしたちの口に入っているかということを「知らない」ということに端を発しているような気がする。それを知ったとたんに、人々の行動が変わるかもしれない。本書を書いたのは、それを期待してのことである。

たべものの本来的な価値を見失った現代

景気の悪い時期が長く続いたいま、「たべものは安ければ安いほどいいんだ」という風潮がある。しかし僕はたべものに関わるコンサルティングと、たべものを巡る事実を業界内や消費者に伝えるジャーナリストとしての活動をしてきた経験上、この状態が続くと日本のたべものを巡る状況はもっと悪くなると考えている。

例えば、たべものを生産している人たちが農地などの生産現場を放棄せざるを得なくなり、それに伴って環境や景観の維持も難しくなったり、コストをもっと下げろといわれたメーカーが偽装に走ったり、佳い商品を作っているメーカーが潰れて佳いたべものが手に入らなくなったり……。実は、こうしたことはすでにいま起こっていることなのだ。そして今後ますます、拍車がかかっていくことだろう。

ではどうすればいいか？　まず、消費者がもっとたべものに関する基本的なこと、たべものの本来的な価値を知ってくれさえすれば、事態はよい方向へ向かうはずだ、と僕は考えている。たべものに関しては「真実」といえることはない。たべものに関する考え方は人によって違うからだ。しかし、たべものに関する「事実」は存在する。そのたべものがどのくらいのコストをかけて作られているか、といったことが「事実」にあたることである。この事実を知らない限り、たべものの本来的な価値、簡単にいえば目の前のたべものが自分にとって佳いものなのか、悪いものなのかを判断することはできないだろう。そこで本書では、たべものがどのようにできているのか、どのように流通しているのか、どのように販売されているのか、その過程で何が問題になっているのかということを可能な限り伝えたいと思う。

社会全体を安値で覆う必要はない

２０１５年現在、バブル崩壊以降ながらく続いた激安食品の時代が終わり、明らかにたべものの価格が上昇し始めている。円高基調から円安に振れたことで、海外から輸入する原材料をこれまでよりも高く買わねばならなくなった。社会全体を覆っていたデフレ基調からインフレに向かいつつあるということなど、複合的な社会の流れがそうさせているのだろう。

一方で消費者は「私たちが毎日食べるものが高くなるのは困る」という声をあげる。牛丼チェーンが３００円台に値上げをするというニュースが報道されるときには、ビジネス街で「サラリーマンの懐《ふところ》には厳しいです」とぼやく人のコメントが挿入されるし、食パンの価格が1斤あたり10数円上がるというニュースに際しては、スーパー店頭で「もう本当に困りますよね」と嘆く主婦が登場する。これらはもう、値上がりのニュースとセットになっているといえるほどに繰り返されてきたパターンである。

しかしこうした「消費者の声」をどれほどまともに受け止めるべきなのだろうか。例えば食パンが1斤10円上がったとして、毎日食パンを1斤消費する家庭では、10円×1カ月＝３００円の支出増となるが、これはカフェで飲むコーヒー1杯分の値段に過ぎないではないか。このパンの値上げ分を、他のところで切り詰める努力はできるのではないだろうか、と思ってしまう。

パンだけではなく様々なものが値上がりしている、全体でみれば食費の1割程度が増えている、という反論があるかもしれない。実質的にはどうだろう？　家計調査年報によれば、1カ月あたりの食費の平均は約６万円（平成26年、総世帯の平均額）。その1割程度といえば６００0円の支出増となる。これを「とても大きい」とみる人もいれば「そんなものか」という人もいるだろう。毎日のたべものにお金をかけることを許容している人であれば「それくらいなら大丈夫」だし、たべものにはあまりこだわりがなく、他のことにお金を使いたい人であれば「許せない」金額となるだろう。要するにこれは価値観によって受け取り方が変わることがらなのだ。

問題は、メディアがほぼ一律に「消費者は常に弱い立場で、少々の値上げでも生活が脅かされる」という立場をとることだ。「生産者やメーカー、流通業者も大変なのだから、少々の値上げは認めてあげましょう」などという論調の番組は、ついぞみたことがない。それどころか、そうした話題の締めくくりに「私たち消費者にはちょっと懐の痛い話です」などとつぶやくのが常だ。

このようなことを話したり書いたりしていると、必ず「たべものの価格が上がったら、貧しい人たちは飢えてしまうじゃないですか！　あなたはそれでいいというのですか？」と嚙みついてくる人がいる。そういった人たちは、自分は正義の味方で、か弱き消費者を守っているのだという意識があるのだろうが、それでは議論にならない。社会には多様な人がいるのであって、それぞれに求める食のあり方は違う。一部の人たちに一国の食の水準を合わせることの方がよほどナンセンスではないか。

もちろん一国が正常に機能していくためには食料が不足なく行きわたることが重要だ。食料事情が悪くなって消費者がたべものを買えなくなってしまうことは、大きな社会不安を引き起こす元となる。だからたべものは、国民にとって買いやすい、手の届く価格であることが重要だ。ただしそれは、生産者やメーカー、そしてたべものを流通し販売する人たちが、正当な報酬を得た上での話である。国民が安いたべものを求めるからといって、生産者やメーカーが正当な報酬を受け取れず疲弊していくようでは、いずれたべものを生産する基盤は失われ、結局のところ国民が飢えることになってしまう。「農民は生かさず殺さず」と言われ、年貢を絞り取られていた時代のように、消費者が生産者やメーカーから絞り取っていることになるわけだ。そうなると弱者は消費者ではなく、生産者やメーカーということになるではないか。

そんなことはない、いまの日本の生産者やメーカーは十分に利益を得ているのだから、と胸を張って言える人はいるだろうか？　なんとなくたべものの生産者やメーカーは保護されていて、どこからか利益を得ているはずだと思っているのではないだろうか。本書は、漠然とそう思っている人のために書いた本でもある。実際は、たべものの生産者やメーカーの多くが、押しつけられた安値に疲弊しきっている。「保護されすぎている」といわれる農家は、後継者もいないままやめていく。偽装することなく真面目にやってきた食品メーカーも、バブル期以前からコツコツと積み上げてきた蓄えをこの20年ほどで使い果たし、そろそろ限界だと廃業していく。そうした話がここ5年くらいで驚くほどに増加していることを、「自分が一番の弱者だ」と勘違いし続けてきた消費者が知るべきときが来たように思う。

「安くて佳いもの」のカラクリ

「安くて佳いものあります」という売り文句をよく耳にする。また、「ワケあり商品、お安く提供します」というような、いかにもお得というキャッチフレーズもよく見かける。こういったお得感を前面に出した広告をみかけるたびに、これは本当だろうか？　という疑問がわき上がってくる。いまから20年前の、流通システムが未発達だった時代には、こういうお得な話は確かにあった。納品先の規格に合わないものができてしまったが、それを捨てるのは忍びないのでアウトレット的に販売しますというもの。リスクをみて発注数量より多めに作った予備商品をこっそりブランド抜きで販売しますというもの。そうした抜け道を巧みに探し出して、機動的に販売することで名を馳せたネットショップは多い。ただし、そうしたショップのバイヤーが全国的に目を利かせたこともあり、もはやそうした抜け道的なお得商品は出尽くしてしまったように思う。

ある商品が、他メーカーのものよりも比較的安い価格で販売されているとき、多くの人は「やった、お得だ！」と思うだろう。けれども僕はそうは思わない。まず、なぜこの価格で販売できるのか、その要因を考える。価格を安くするためにできることはそれほど多くないもので、大量に発注することで規模のメリットを活かしてディスカウントさせるということ以外には、「材料の原価を下げる」か「人をいじめる」、または「ウソをつく」ことくらいである。

どういうことか。

まず「材料の原価を下げる」はつまり品質の低いものを選ぶということである。そうすると味も落ちるのが普通なので、食品自体の価値が下がっているということである。価格が安いといっても、その分の品質が落ちているのだから、買った客は得をしたことにはならない。

「人をいじめる」にもいろいろあって、例えば人件費を下げるということが手っ取り早い。いままで5人で製造していたラインを3人に切り詰めると、製造原価あたりの人件費は下がる。ひとくくりに「経営努力」と呼ばれる最たるものだが、これは単純に言えば人を酷使するということではないか。倫理的ではないし、働いている人が病気になったり、また精神的に不幸せになったりする可能性が高くなるわけで、ひいては社会に悪影響を与えるだろう。だから、これも回り回って得にはならない。また、取引先をいじめるということもあてはまる。いま、食のサプライチェーンにおいては買う側が常に強い力を持っている。だから、自分よりも弱い立場、つまり食材の納入企業などを買い叩くのである。この場合、結局買い叩かれた業者がそのマイナス分の帳尻を合わせなければならない。誰かがババ（不利益）を引いてしまうだけの話なのだ。「ウソをつく」はいわゆる偽装である。これについては説明する必要もないだろう。偽装によって不利益を被るのは消費者自身であることは明らかだ。

激安餃子は、決して安くはない

このように、安くて佳いものと謳っている商品の多くはそれなりの「安い理由」があるものなのだ。例えばこうした話をする際に僕が引き合いに出すのが餃子だ。餃子といえば庶民のたべものとして人気の地位を保っている。冷凍食品などでも餃子は比較的安価である場合が多いし、巷《ちまた》では餃子を安く食べさせるチェーン店が人気を博している。

「餃子がこんなに安く食べられるなんて！」と、庶民の味方として祭り上げるようなＴＶ番組を観たこともある。

だが、そうした店に実際に食べに行って僕が思うのは「安くはない。これはこの程度の価格で売られるべきたべものに過ぎない」ということだ。「えっ、どうみても餃子がこの価格なら安いでしょう？」という人は、おそらく餃子の具には豚肉が使われているという「前提」がどこかにあるのだろうと思う。そう、餃子のレシピを調べてみれば、多くの文献やネット上のレシピで具材に豚肉が使われているはずだ。もしそうした基本レシピ同様に豚肉をメインに使用しているのであれば、激安餃子の店は確かに「安い！　庶民の味方だ！」ということになる。

しかし、僕が食べたいくつかの激安餃子の具材には、豚肉はほんの少ししか入っていなかったはずだ。肉のような食感のように感じるのは、おそらく海外で油を搾ったカスを再利用した、大豆たんぱくを原材料とする代替品ではないかと思う。ウソだ、と思う人はぜひ、スーパーの店頭に並ぶ冷蔵、または冷凍食品の餃子商品の裏面表示を見てほしい。そこには大豆または小麦に由来するたんぱくというような記載があるはずだ。これを植物性たんぱく、略して植蛋《しょくたん》という（※6章に詳述）。つまり安い混ぜもので増量しているのだ。

外食店では提供する料理の原材料を記載する必要は必ずしもないため、こうしたカラクリが見えにくい。だから消費者は「豚肉を使っているはずなのにこんなに安いのは、素晴らしい！」と思ってしまうのだ。でも、実際には「激安餃子」ではなく「値段相応の餃子」であり、

1皿売れるごとにきちんと利益が店に落ちるようになっているはずである。そうでなければチェーン店が発展するはずがないことくらい、冷静に考えればわかるはずだ。

誤解してほしくないが、僕はこうした安い食品が悪だといっているわけではない。実際に僕も餃子は大好きだし、豚肉含有量が低い餃子であったとしても、おいしくいただいている。僕が問題と思っているのは、そうした商品を「安くて佳いもの」と思い込むことだ。なぜなら、まっとうに豚肉で餃子を作って正当な価格で売っている人たちが「あそこは高い」といわれてしまう可能性が高いからである。そもそも価値が違うものなのに、内実を知らないと価格だけを取り上げて評価しがちだ。webサイトの「食べログ」などをみると「コスパが高い」などという言葉が頻繁に使われているが、コストとパフォーマンスのバランスを語るべき言葉なのにもかかわらず、単に「安い」ことだけを評価しているとしか思えない評が多いようにも思う。

このように「安くて佳いもの」といわれる商品には安いなりの理由があり、本質的には「安い」とはいえないことが多いのである。

価格は文化。安すぎる価格は国のためにならない

最初の問題に立ち返るが、食品の価格は安ければ安いほどよいというのが多くの消費者の立場である。しかし食品を生産する人からすれば、食品の価格は高い方がありがたい。双方の相反する希望をぶつけ合った末に、その食品の価格が決まる。本来ならば、生産者や食品メーカ

ーが明日もまた食品を作っていこうという意欲の湧く価格（これを再生産価格という）が適正な価格なのだが、それが無視されることもある。再生産価格が守られるためには、売る側と買う側のパワーバランスが均衡していることが大事だが、いまの日本は買う側（大規模チェーンとなったスーパーなど）が圧倒的に強いのである。

時代劇などをみると、流通段階にいる問屋が米を買い占めて蔵に貯めておき、米不足になって値段がつり上がってから高い値段で売るという、いわゆる「おぬしも悪よのう」という役回りをしていることがある。いまや最も権力を持っているのはスーパーや外食企業だが、昔と違うのは、消費者が強い力を持っているので、消費者の意向には沿わなければならないことだ。その最大の意向が「安く」ということだから、スーパーはなんとかして安値を実現しようとする。

でも、先にも書いたように、たべものを安くするためにできることなど、たかがしれている。安くしようとすることで、たべもの自体の質が劣化したり、生産段階にいる誰かが買い叩かれたりすることがほとんどである。そのツケは必ず、安いものを求めていた消費者に巡り巡ってくる。200円台で食べられるユッケや、海外で製造された激安食品にまつわる様々な事件など、これまで頻発した食の安全性を揺るがす事件がそのことを表している。

たべものは適正価格で購入すべきものだ。その適正価格は、再生産価格をもとにした上で、消費者の希望を可能な限り反映しているものであることが望ましい。本書では、そうした考え方のもと、様々なたべものにまつわる物語を提示していく。

第1章　弁当――298円、激安価格の謎を追う!

安すぎる弁当商品は、消費者に「たべものは安いんだ」と誤解させる元凶だ

誰でもスーパーやコンビニに並ぶ弁当を買って食べることがあるだろう。いやそれどころか、食生活の中で弁当にかなり依存している人も多いはずだ。いま、消費が減退する一方で、若い世代を中心に外食や中食に依存する率は高まっている中、比較的安価な弁当商品のニーズは高いままなのである。

その弁当の価格がちょっとおかしい。2009年頃から「298円弁当」が出始め、いまではすっかり定着した。300円以下で食べられるということで、弁当価格としてはすでに低価格の標準と化しているように思う。さらに不思議なことに、比較的まっとうな価格帯の製品を販売していたはずの生協組織の店舗などでも、数年前からそれまでにはない「398円弁当」がみられるようになっている。

しかし、複数のおかずが入っている米飯弁当といえば500円近くするのが当たり前だったはずだ。よーく思い出してほしい。20年前と現在を比べると、弁当の価格は当時からあまり変わっていないのではないか。いまや、弁当の内容を構成する穀物や肉製品は国際的に値上がりを続け、包材なども高いままなのに、物価が上昇する中でなぜ価格を抑えることができるのだろう？　そう疑問に思わないだろうか。

実際、東京～埼玉の首都圏に展開されている弁当チェーンと大手コンビニ店頭で、のり弁当の価格を調査してみると、最も安いものが270円（時間限定ではあるが）、最も高いものが430円、平均金額は300円台中ごろであった。激安弁当の全盛期に比べると、円安などの影響で全体的に仕入れ価格が上がっているのか、のり弁当も少しずつ値上げ基調にあるということがわかる。それでもやはり弁当大手である「ほっともっと」は、時間限定ながら270円を達成している。

大量仕入れをしていることはもちろんあるだろうが、なぜこんな価格が成り立つのだろうか。これまでいろんな取材をしてきたが、様々な食材を集合させて成立する弁当商品の価格には、一言では言い切れないカラクリがある。だから、この価格をみて一概に「ここの業者は安いからオカシイ、あそこは高いからまっとうだ」とは言い切れない。ただし、安い弁当商品を販売するための図式というものが存在することは確かだ。そこで、一般論として安い弁当がなぜ実現しているのかということを明らかにしたい。

格安原料の現状

弁当商品を安く売るために何ができるだろう？　まず思いつくのは、材料原価や製造コストを下げることだ。では、通常の弁当商品はどの程度のコストでできているものなのか。西日本でスーパー向けの弁当製造や宅食事業をメインに営んでいる業者さんに匿名で話を聞いた。

まず、安い弁当という際に真っ先に思い浮かぶのは、安かろう悪かろうという原料を使うということだ。格安弁当を実現するための格安原料が存在するのではないか？

「そうですね、うちは売れる弁当を作りたいから使わないけど、安さだけで勝負するなら使わざるを得ないような、酷《ひど》い原料がありますよ」

例えば、ご飯はすぐにひび割れてしまうような低品質米に炊飯改良剤を入れて炊く。炊飯改良剤として、以前はプロピレングリコールという物質が使われていたが、やがて問題とされ（興味があればインターネットで検索してみてほしい）、最近では油脂や酵素などを駆使して作られた改良剤がよく使われている。これを混ぜた米飯は驚くほどつややかになり、粘りもでてくる。冷めても食べられるし、レンジアップ（レンジ加熱）すれば炊きたてに劣らぬ美味になる。魔法の材料である。

別の弁当業者さん曰く、「レンジアップしたときにおいしくなるような機能を持つ添加物がいろいろ開発されていて、弁当製造業者からするとありがたい限りです」とのこと。確かにそれらが素材の味を劇的に引き上げているというのはすごいことではあるが、もともとレベルの低い食材を無理矢理食べられる味にするというのは、少々気分が悪いものではある。しかし実のところ、日本において米こそが原価の高い食材でもあるので、米飯の原価を下げることは最重要課題なのだ。

「割れやすい米を使うか、よい米の場合でも割れた米と配合して使うことで安くできます。キロ350円の米と100円の加工用米をブレンドすると安くなるわけですね。ウチみたいにある程度大きな規模の業者は、取引先からの監査の機会もあるからそういうことはできません。でも、小さい規模の業者さんはけっこうやり放題って話があるねぇ」

次に、メイン具材だ。ここでは国産の2分の1の価格で済む輸入食材が活躍する。例えば鶏の唐揚げは、外国産の鶏肉に大豆たんぱくをしみこませてタンブリング（本書の第5章で詳解）し、体積を大きくしたものを使う。体積が増えるだけではなく、柔らかくなるので一石二鳥だ。

エビフライに使うエビはもちろん輸入冷凍ものだが、何度も冷凍・解凍を繰り返してきたものに、さらに水分を含ませてプリプリ感を出す。味が落ちているから含ませる水にアミノ酸を加え「味付け」をする。そのエビを自社で衣づけするわけでは、もちろんない！　ほとんどが中国で加工された「プリフライ」といわれるものが使われるのだ。現場ではフライヤーに放り込んで加熱するだけで弁当に入れられる。

味付けだってコスト削減対象になる。「煮物などに使う出汁《だし》も、すでに三番だしまでとったかつお節や昆布とかでとったりしているところもあるよね。ただ、そういうことをやるとおいしくなくなるから、売れなくなるんだけど」

このようにコスト削減していくと、おいしいとはいえないが「内製（自社製造のこと）」の半分のコストで弁当は作れる。

「でもね、そういう弁当は結局お客さんが離れていくので、長続きしませんよ。本当においしいと思えるお弁当は、ある程度の原価をかけないと作れません」

要は食材のレベルを下げた安い弁当の場合、味は犠牲にせざるを得ないということである。もしかすると安全性も犠牲になっているものも中にはあるのかもしれないが、それは定かではない。僕はここで週刊誌のように「中国食品は危険！」というような煽りをしたいわけではないので、そういった話題は他をあたってほしい。

安全性については、「支払う価格に応じた安全性がついてまわる」ということだと思う。実際、このような話が出た。

「農薬だけでいえば、取引先にもよりますが、日本産よりも中国産の方が信頼性が高いかもしれないですよ。ただ中国製品の重金属にだけは気をつけた方がいいですね。あれは土地と水に由来する問題で、栽培管理をきちんとしても出てくることはある。それが輸入時にチェックされなければ流通はします。ただ、中国産すべてが危険ということはありません。危険なのは度を超して安いものを買おうとする場合じゃないでしょうか」

弁当価格の構成比

ここまでの原料を巡る話は、週刊誌などにもけっこう書かれているので「そうだろうな」と思う人も多いことだろう。でも、実はそれだけで弁当の価格を論じることはできない。実際には、安すぎる弁当のマジックはそこにはないのである。知るべきは、弁当価格の構成比だ。

「お弁当を作る際にベースとなる製造原価率はだいたい35％です。材料原価を下げるのは難しい。というのは、もうどの食材も安値の限界まで来ているからです。よく産地と直接取引でコスト削減っていうことをメディアが言うけれど、あんなのはなかなかできません。産地を固定すると、その産地が不作のときにはモノが来ないから安定しない。それに弁当の取引に必要になる規格書や各種の記録を出せる生産者は少ないです。だから結果的に一般の流通を使います。ですから価格的には平準化されますね」

製造原価は35％前後で動かしづらいということだが、それ以外の原価はどのような構成になっているのだろうか。

「物流費が8％程度、人件費が15％、客であるスーパーやコンビニがとる利益が35％ですね」

ということは、残る利益はたったの7%である！　それホント？

「はい、そんなもんです。そこから、ものすごく細かい手法を駆使して利益を絞り出していきます。例えば食数が多いときは、『単一弁当』といって1工場で1種類の弁当を作ります。そうすると人件費が10%程度に抑えられます。逆に一つの工場で複数の弁当を作るとコストは上がるんですね。なぜかというとコンタミ防止（他ラインの原料が混ざるのを防ぐこと）をするために、清掃などに時間がかかり、製造ラインを切り替えるのに時間がかかるから。そうしたロスで5%はすぐ吹っ飛びます」

また、一般には知られていないが、コストの中で大きな地位を占めるのが物流費だ。ある程度大きなスーパーやコンビニが相手の場合、納品するのにお金がかかるのだ。

「大きいところですと、センターフィー（物流センター使用料）に納価（納入価格）の6%をとられちゃいます。それに加えて、ピッキングフィー（店舗別に振り分ける作業代）が3%。それにセンターまでの物流費が3%程度になるので、大手が相手だと、物流費が納価の12%に割増しされてしまうということですね」

流通の仕組みとは縁遠い人も多いと思うが、スーパーやコンビニなどの小売業者は、むごたらしいといってよいほどに納入業者からお金を絞っているのである。

弁当を専門で製造する業者が、低い粗利率で動いているということはおわかりいただけただろう（もちろんすべてがそうというわけではないが）。しかし、原価や人件費を圧縮するだけで弁当全体の価格を低く下げるわけではないやり方がある。僕としてはこちらの方が問題と思うのだ。

インストア弁当の激安価格が弁当全体の価格を狂わせる

ここまでは、コンビニやスーパーが弁当専門の製造業者から納品を受けるビジネスモデルについて書いた。これを業界では「アウトパック」という。外部にいる業者が弁当のパッケージングをして納品するからこのような名前がついたのだろう。

アウトパックは、自分で製造設備や製造スタッフを抱える必要がないため、固定費が発生しない。よい業者との関係を築くことができるのであれば、購買側にとってメリットのあるやり方である。しかし、固定費はアウトパック業者側が負担しているわけで、どうしてもその部分を価格に乗せた状態で価格設定がなされることになる。

ではそれ以外にどのような方法があるかというと、スーパーなどで比較的よく見られる「インストア」、つまり店内で弁当調理を行う方式がある。「ほっともっと」「ほっかほっか亭」などの弁当専門の路面店とは違い、複合的な店舗の中で販売する業態での方式だ。スーパーにしても百貨店にしても、お客さんが商品を見る店内から一歩入ったバックヤードには調理ブースがあり、白衣を着た調理人が忙しく惣菜や弁当を製造している。

実はこのインストア型の弁当商品は、安くみせかけることができるカラクリが存在するのだ。スーパーにとって格安弁当は客引きのための大事な商材だ。そこで、極端にいえば弁当の利益をほぼゼロにして安く売っても、それ目当てで来たお客が他の売場で買い物をしてくれて、最終的に利益が出ればいいことにする。そういった考え方だ。ということは、インストアの298円弁当や、それ以下の激安弁当などは、最初から利益を想定していないはずなのである。

また、インストア型の弁当を安くできるカラクリが、もう一つある。

「インストア製造とアウトパックでは根本的な違いがあります。スーパーでは、野菜や精肉、鮮魚などの商品を、廃棄前にインストア弁当の原材料に回すことができます。それも売価ではなく原価に近い価格で部門移動（生鮮品部門の在庫から、弁当・惣菜部門へ回すこと）できる。高利益率の確保ができて、店舗全体のロス改善にもつながります。だからスーパーのインストア弁当は安くできるという側面があるんです」

弁当に限らず、生鮮食品のビジネスで最も重要なのが廃棄ロス対策だ。期限切れを起こさないようにどう商品を売り切るか。弁当・惣菜のインストア化はもともとそうした意味があってこそのビジネスだったわけだ。それは、食品のロスをなくすという観点からは正しいといえるかもしれない。しかし、先の「客寄せだから利益は要らない」ということと「原材料の使い回しができる」ということで実現した安値は、弁当の「本来的な価格」とはかけ離れた安値である。それは正義なのだろうか？

このように、店内で調理するインストア型の弁当商品は、やりようによって安くできる。先で危惧したように、通常ならあり得ない価格の激安弁当が売られるのは、利益率を無視した行動が背景にあるといえるだろう。

しかしこうした利益度外視で設定された激安弁当が販売されると、その価格の情報がひとり歩きをしてしまい、「弁当は298円でいいんだ」という感覚が消費者の間に共有されてしまう。牛丼が230円で食べられた時代を知っている消費者が、値上げして300円になった牛丼を「高くて食べる気がしない」と思うように、激安弁当の価格を知ってしまった消費者は、通常の弁当価格を割高と思ってしまうだろう。

そうなると、より安い弁当へのプレッシャーが販売者にかかり、真面目に作っている弁当業者に対しても「もっと安い商品を」というリクエストが発せられる。そうして、質の高い弁当を作っていた業者までが食材のレベルを落としたり、場合によっては偽装をしたりするようになることもあるかもしれない。

かくして、日本の弁当文化が低レベル化してきているのではないか、と思う。そしてそのツケは、「おいしくない」、「不要な添加物や質の悪い食材が使われている」というような形で、安いものを欲してきた消費者に返ってくるのである。

多くの消費者は「いいじゃないか、安ければ安いほど佳いんだから」と考えるだろう。しかし、その安さの中身を知ってもなお「安ければ安いほど佳い」と言えるだろうか。それを考えてみよう。

のりシャケ弁当の原材料を国産食材だけで作ったらいくらになるか

ある弁当製造のマーチャンダイザー（某小売チェーンの弁当商品企画担当者。略して「ＭＤ」）の男性に、弁当の原材料をまっとうだと彼が思うもので構成したものと、格安食材で構成したものとで弁当の原価構成を計算してもらったのだ。前提はアウトパックではなく、店内で調理を行うインストア型である。

弁当の品目は「実際にはないメニューでないと困る。そうでないと、自分が属する組織で問題が発生する可能性があるので」とのこと。確かにそうだ。原価計算に関わる数字は企業秘密であるのが普通だから。そこで原価に関しては、推定ベースではあるが、可能な限り平均的な小売業者の数字とみなせるものにならし、弁当の品目もあまり存在しない「のりシャケ弁当」というものにした。のり弁当とシャケ弁当を合わせたものということだ。

架空の「のりシャケ弁当」には、国産米、鶏の唐揚げ、ウインナー、玉子焼き、シャケ、きんぴらごぼう、のりが入っていると仮定する。主要チェーンののり弁当の価格は２７０円～４５０円程度。それにシャケも加えて、格安弁当の「のりシャケ弁当」の価格は３９８円と設定し、それに使える具材を選ぶとどうなるかという計算をしてもらった。

それぞれの材料原価は次の表のようになる。ただし、このヒアリングをしたのが２０１３年７月のため、当時の物価構成での話だということをご理解いただきたい。現在は、価格が少なくとも数パーセントは上がっているはずである。

店頭価格398円の商品の食材原価は213円。主たる具材はすべて輸入物だ。それらの具材を国産にした場合はどうなるか？　ご覧の通り材料原価は317円になり、同じ利益率をとろうとすると店頭で593円にしなければならない。MDさん曰く「これだとうちのチェーンでは売れませんね」ということだった。

（ちなみに、この後に紹介する弁当メーカー・知久屋《ちくや》では、これによく似た構成の、のり弁当を500円で販売している。ただし魚種はシャケではなくサバだ。この価格をよく覚えていてほしい）

輸入食材のすべてが安かろう悪かろうではない、とMDさんは言う。

「輸入食材にもいろいろあり、おいしい食材ももちろん存在します。ただ、安い弁当を作ることが目標としてある場合、輸入の佳い食材を使うのではなくて、製造国で半調理されたものを使うことがほとんどです。例えば唐揚げなら中国で鶏肉をカットし、タレやスパイスで味付けをして、衣をつけて半分だけ油で揚げた状態で冷凍して持ち込むプリフライというもの。日本国内で作業をしないほど安くできるわけですから、こうした半調理のものが最も安いため、よく使われます。しかしそういうものは、正直に言って安全性の前に、おいしくないものが多いです」

ごく基本的で当たり前のことだが、製造工程が多岐にわたればわたるほど、食材の鮮度は落ちるし、工程間の受け渡しの段階で表面の酸化などが進み、味わいも落ちる。揚げた唐揚げを冷凍で持ち込んで温め直したものと、厨房で肉をカットしてその場で揚げたものとでは大きな

■店頭価格を398円に収めるバージョン

材料名	使用量		原価（円）
国産無洗米	220	g	52.8
鶏の唐揚げ（中国産鶏肉）	1	個	23.6
ウインナー（カナダ産豚肉）	1	個	15.33
玉子焼き（九州産たまご）	1	個	19.67
シャケ（トラウト）塩焼き（チリ産トラウト）	1	枚	47.6
きんぴらごぼう（中国産ゴボウ・ニンジン）	10	g	9.5
しそ昆布（北海道産昆布）	5	g	4.4
青高菜の醤油漬（九州産高菜）	10	g	8.7
のり（有明海産のり）	1	枚	5.34
味付けおかか（国産おかか）	1	g	2.36
炊飯改良剤	0.3	g	0.39
油脂	5	g	1.2
ラベル	1	枚	1.26
包材	1	個	19.8
フィルム	1	枚	1.02
バラン	1	枚	0.1

材料原価　213.07円

利益率　46.5％

店頭価格　398円

■主要食材をMDの考える「よい素材」で構成したバージョン

材料名	使用量		原価（円）
国産無洗米	220	g	52.8
鶏の唐揚げ（鹿児島産鶏肉）	1	個	29.06
国産豚ウインナー（熊本産豚肉）	1	個	67.38
玉子焼き（九州産たまご）	1	個	19.67
秋鮭切身60ｇ（北海道産秋鮭）	1	枚	92.8
きんぴらごぼう（中国産ゴボウ・ニンジン）	10	g	11
しそ昆布（北海道産昆布）	5	g	4.4
青高菜の醤油漬（九州産高菜）	10	g	8.7
のり（有明海産のり）	1	枚	5.34
味付けおかか（国産おかか）	1	g	2.36
炊飯改良剤	0.3	g	0.39
油脂	5	g	1.2
ラベル	1	枚	1.26
包材	1	個	19.8
フィルム	1	枚	1.02
バラン	1	枚	0.1

材料原価　317.28円

利益率　46.5％

店頭価格　593円

差が出るのが当然だ。

「国産食材を安全と感じる人が多いと思いますが、外国産であっても、安全なものは安全です。ただ、国内産の原料を使用したときに圧倒的においしいと思えるものが多いということは確かなんです。うちでは販売できないけど、この国産メインの、のりシャケ弁を世に出せたら本当はいいんですけどね」

弁当の製造計画を練り、実際に工場を動かす側としても「よい弁当」を作ろうと思ったら、原価はそれなりにかかる。必然的に店頭価格も安いものにはならないというのが当然のことなのである。先に書いたように、大手弁当チェーンで、のりシャケ弁当という構成の商品が実際に出ているようだ。関心のある方は実際に買ってみて、先の表を見ながら内容について思いを馳せてみるのも面白いかもしれない。

もちろん、このように「価格には意味がある」ということを理解した上でも「でも、いまの時代、高いお弁当は買えないから……」という反応があるだろうことはわかっている。そこで次に、適正価格でお弁当を製造・販売し、きちんとビジネスを成り立たせている業者さんがいることを紹介したいと思う。

佳いお弁当を製造・販売して成功している「知久屋」

静岡県浜松市を中心にした東海地方、東京にも弁当・惣菜の販売店を持つ、知久屋という企業をご存じだろうか。僕はここほど真っ正直なお弁当を作る業者を知らない。

この店は、自分で製造した弁当・惣菜を自社店舗で販売するというスタイルをとっている。イートインも可能な路面店が21店舗、スーパーや百貨店内に出店する持ち帰り形態の店舗が23店舗、そして介護施設が2カ所と、約50店舗(2014年10月現在)を展開している状況だ。

知久屋の店舗に行くと、50種類ほどの弁当・惣菜が並んでいる。壮観だが、数からすればオリジン弁当なども同等だ。知久屋の弁当はそうした外観からはわからない内実のすごさがある。

知久屋の弁当・惣菜のポイントは、
1、化学調味料、合成保存料、合成着色料は一切使用しないこと
2、自社製品を提供していること
3、自社農園または契約栽培農園からの有機栽培の野菜をメインに使用していること
この3点である。

普通の外食・中食業者の世界でもよく掲げられていそうなポイントではあるが、「1」や「2」については、すべてにおいて守ることは非常に難しい。というのも弁当業者は、コストを削減しようと思うと100%自社での製造は難しく、例えばポテトサラダや漬物は購入したものを使うことが多いからだ。それどころか、野菜や肉などの原材料も外部でカットしたものを仕入れるのが普通だ。そして、これまで述べたような激安弁当だと、できあがった加工品を

中国などから輸入して、温め直して入れるだけということだって普通に行われているのである。

しかし知久屋では「本当に全部自分のところで作っている」のである！　実際に製造工場内を何回か視察させてもらったのだが、「こんな面倒なことまで!?」とビックリすることの連続だった。例えば煮物の調味液やハンバーグのソースなどのタレ関係。通常ならば専門のメーカーに委託し、パックされたものを各店舗にデリバリーして使うというのがほとんどだ。しかし知久屋ではタレ類をすべて一から自社内で作る。それも、完全に化学調味料や、それに類するものを無添加で作るのだ。僕は意地悪く食材倉庫の中まで在庫を見て回ったが、グルソーと呼ばれるアミノ酸系調味料も、たんぱく加水分解物もどこにもなかった。

「だって、そうじゃないとおいしくないですもん」

と、同社の知久道宏氏は笑いながら言うのだが、そんなに簡単なことじゃあない。思わず笑ってしまったのは、毎日作っているというマヨネーズの製造現場を覗《のぞ》いたときだ。マヨネーズにドレッシングもすべて一からミキサーにかけて作っているのだが、マヨネーズに使用するたまごを割る「割卵機《かつらんき》」が鎮座しているのだ。割卵機を持っている弁当屋なんて初めてだ！　普通なら割って液状にしたたまご、液卵を仕入れるのだから！

タレ類がこんな調子だから、コロッケや鶏の唐揚げに至るまですべて内製の手作り。なんとパン粉まで自社製造で、指定配合で焼いてもらったパンを社内で理想的な細かさに挽いているという徹底ぶりだ。付け合わせの漬物類も、野菜をカットして海塩をふり、自前で漬け込んでいる。もちろん、トンカツを揚げる豚肉には何もインジェクション（第5章を参照）されていないし、唐揚げ用の鶏肉が水増しタンブリング（同）されていることも一切ない。「当たり前のことですよ」というが、とてもそうは思えない。

そして驚愕するのが3つめのポイント。契約農場のみならず自社農場で、しかも有機栽培の野菜をメインに使用しているということだ。

「最盛期には、原料の35～40％は自社の野菜になります。あくまで収穫できる時期によりますけどね」

この日本のどこに、自社製造原料が35％を占める弁当・物菜業者がいるだろう？　しかもそのほとんどが有機ＪＡＳ認証をとれるレベルの栽培方法を採っているという。実際、現在は有機ＪＡＳの申請中で、転換期間中有機農産物の表示をできるようになるということだ。

弁当・惣菜の適正価格を真っ正直に訴えること

さあ、この知久屋さんの店頭で、弁当の価格を見てみよう。

チェーンの弁当屋では３００円前後で販売されている「のり弁」は、知久屋では５００円である。ただし内容はちょっと豪華になっていて、コンビニチェーンでは幕の内弁当に入っているような焼きサバやコロッケ、付け合わせに煮豆なども入っている。もちろんそれらすべてが自社で製造したものばかりだ。

インジェクションで増量していない豚肉を使ったカツ丼弁当は４７０円。本当は５００円以上欲しいところでしょう？　と聞くと「本音はそうなんですけどね」とのこと。内実からすれば本当に安い値付けだと思う。

しかし大事なのは、競合店と比べると決して安くはないこれら弁当商品が、来店するお客さんにはちゃんと受け入れられているということだ。それも広範囲に。女性客が多いのはもちろん、年配のご夫婦、若い主婦などに交じって、普通なら安くてガッツリ大盛系が好きであろうガテン系の作業服の男性たちが店内で弁当を買っているのを見かけた。知久屋はかなり支持されているのだ。東京では品川駅に隣接したアトレの３階にある惣菜売場に出店しているので、関心がある人は弁当を買いにいってみてほしい。３つのポイントが守られているにもかかわらず、ごく普通のたたずまいのお弁当であることに驚くと思う。

もちろん、弁当業者のみんながみんな、知久屋になれるわけではない。ハイエンドもあればローエンドもあるのが世の成り立ちであり、「質より安さ」を求める消費者がいればそれに対応する業者が出てくるものだ。しかし、まっとうなものをまっとうな価格で売り、少なくない消費者に受け入れられている知久屋のスタンスは、様々な面から参考になるのではないだろうか。食の適正価格を守り、お客さんに安心感を与えながら、ビジネスを成立させることは可能なのである。

そうした弁当業者がもっと増えてほしいと僕は願っている。

第2章　ファストフード――ハンバーガーはなぜ安い？

日本のハンバーガーの適正価格とは？

本章では、日本のチェーン系ハンバーガーで売られている「ハンバーガー」が、なぜ１００円台で販売されているのかを、専門家の協力をもとに明らかにしていこうと思う。

１００円～１８０円で販売されているハンバーガーの原価は60円台だという。飲食店の原価率が、およそ30％台を超えない範囲であることを考えれば、１８０円の売値であれば納得できる（それでもかなり高い原価だが）。しかし安価な１００円バーガーの原価率は50％以上と、度を超しているように見える。

実はそこには価格設定マジックがある。そして僕はその考え方を、あまりいいやり方ではないと思っている。これからそのことについて詳しく書いていこう。

安すぎる価格が社会に害悪をもたらす理由と、ハンバーガーの関係

本書で僕が伝えたいことは「たべものの価格を適正価格で提供しないことは、社会悪である」ということだ。簡単に言えば「安すぎてはダメ」ということである。

ここでいう「安すぎる」というのは、メーカーや流通・販売側にいる人たちが再生産活動できない（つまり、十分な利益が出ない）価格のことをいう。消費者にとっては安いことはありがたいけれども、生産から販売までの流れの中で、誰かが損を強いられている場合、どこかでひずみが生じてしまう。そのひずみは必ず何らかの形で消費者や社会に対して害をなすこととなる。

例えば、行きすぎた安値を強いられたメーカーが偽装という手段で対抗するかもしれない。流通業者は賞味期限の改竄《かいざん》を行うかもしれない。消費者のために安値にするはずが、価格以外の部分で消費者のためにならないことを引き起こす可能性が高いというわけだ。だから、どんな場合にもたべものの価格は、その生産から流通・販売に至るチェーン内の誰もが納得できる対価を受け取ることができる価格になっていることが望ましい。

が、しかし、この世は競争社会である。高付加価値で、他に真似できないような商品を世に出せるのなら価格の独立性を守ることができるが、同じような商品を販売する競合他社がある場合、価格は徹底的に絞り込んでいかなければならないというのも真実だ。牛丼やハンバーガーといったファストフードの世界では、そうした価格競争が一巡した感がある。

そしていま、あらゆる食品に関わる素材が全世界で高騰し、食品やその製造にかかるコスト

が上がる一方で、これまでの安値競争から脱却していこうという動きが見られる。すでに牛丼チェーン各社は、一時期の200円台前半で牛丼を提供していた時代にさよならをいい、主力商品の値上げと高付加価値商品の投入に踏み切っている。

では、ハンバーガーは？

安いたべものと言ったとき、脳裏に浮かぶものの代表がハンバーガーだ。最大手である日本マクドナルドは、いまだに一番ベーシックなメニューであるハンバーガーを100円（税込）で販売している。

いまどき、缶ジュースでさえ100円以上するにもかかわらず、世界的に品薄で高騰している牛肉を使用した食品とは考えられない安い価格である。そして、ハンバーガー業界で日本マクドナルドに追随する各社も、ハンバーガーの価格は一様に100円台だ。例えば業界第2位のモスバーガーは170円。ロッテリアは150円。（価格は2015年1月10日の時点のもの。現在は値下げしている企業もある）

いったいなぜこのような低価格で提供することができるのだろうか？　そこに何らかの経営努力による適正なコストカット要因があって実現しているのか。それとも、冒頭に述べたような「ひずみを生じかねない安値」なのだろうか。

意外なことに、原価計算と原材料がマッチするハンバーガー

今回、ハンバーガーの価格がどのように構成されているのかを知るために、ハンバーガー業界に詳しい飲食コンサルタント・白根智彦さんにお話を伺った。同氏は、ＪＲ東日本の系列の飲食店でハンバーガー・サンドイッチを販売する「ベッカーズ」の立ち上げに携わった経歴を持つ。現在白根さんは飲食店数店舗を経営しつつ、ハンバーガー業界のコンサルティングを行っている。

白根さんに話を聞いて見えてきたのは、意外にもまっとうな原価設定と、企業のマーケティング力が発揮された構造だ。

「実は、ハンバーガーはどこのチェーンのものでもまっとうな商品が多いです。一番安いハンバーガーの原価は計60円といったところでしょうか。これに人件費や土地代などを乗せて、店頭価格を１８０～３００円程度に設定しているわけです」

一番安いハンバーガーの原価をざっくりみると、バンズは20円、パティ（肉）が30円、ピクルスやタマネギ、ケチャップなどが10円程度。計60円。２００円で販売するハンバーガーの原価率を30％としたとき、原価はちょうど60円となり、計算上はつじつまが合うようだ。

なるほど、これで店頭価格１８０～３００円とすると、通常の飲食店原価である30％にマッチしている。しかし、60円というのもかなり法外な安さではないだろうか。そんな安い原価でハンバーガーが作れるのだろうか。そこには、どんなハンバーガーを作るのかという戦略が絡

んでくるという。

「まずは、本格的なグルメバーガーなのか、ファストフード的ハンバーガーなのかという、基本ポリシーを決めます。もし本格的なグルメバーガーを作ろうとすると、パティの重量を3倍にしたりバンズのグレードを上げたりすることになるので、原価だけで３００円程度になる。店頭価格は８００円前後ということになるでしょう。でもファストフード店だとしたら、ハンバーガーだけで８００円では、ドリンクなどとのセット価格が確実に１０００円を超えてしまい、それでは集客できないということになるわけです。ハンバーガーの価格設定は、その店舗がどの客層に何を打ち出すかによって変わるものだと思うべきなんですね」

１００円台バーガーだけでは誰も儲からない!?

それにしても、最大手チェーンである日本マクドナルドのハンバーガーは税込１００円という、信じられない価格で販売されている。なぜこんな価格が成立しているのだろうか？

「いやいや、最大手であったとしてもあの価格で利益は成立しませんよ（笑）。大手はフライドポテトやドリンクなどのサイドメニューで儲けるんです。これをわれわれは〝マーケティングで売る〟と呼んでいます。

例えば、フライドポテトの原価は１００g分で30円前後でしょう。ドリンクに至っては、もしかするとメーカーが協賛して相当安く仕入れているかもしれません。だから、ハンバーガー一つ売っても利益が出なくても、他の商品とセットにした途端に利益が出るというわけです」

調べてみると、マクドナルドのハンバーガー単品価格は100円だが、フライドポテトとドリンクのセットにすると494円となるようだ（セットにより変動する）。むむ、これって100円のハンバーガーよりも、ドリンクとフライドポテトの価格の方が高いってこと？

実はこの構造は他チェーンでも一緒で、モスバーガーではハンバーガー単品が170円で、ポテトとドリンクのセットは、一番サイズの小さいものでも510円からとなる。100円台のハンバーガーが「安い！」と感じて入店したとしても、食事として完結させるようにセットを買うと、いきなり価格が上がる仕組みになっているわけだ。

これは業界では多くの人が暗黙裏に共有している事実であるという。つまりメニューの一番端にある「ハンバーガー」や「チーズバーガー」といった100円台で購入できる商品では、利益を度外視しているわけである。

「いってみれば100円で買えるという安い商品があるということを前面に押し出すことは、お客さんに来てもらうための広告みたいなものですよね。でも、ハンバーガーだけを買うお客さんはそんなにいるものじゃない。だから、この価格は〝マーケティング〟なんです」

白根さんによれば、フライドポテトの原価率は約20％、コーラなどの炭酸飲料も約20％。「シロップものは高い」そうで、アイスコーヒーなどシロップの入らないものは約5％と低い。どこのバーガーチェーンもこうした原価率の低いものとハンバーガーを組み合わせて利益を出している。

「これはあくまで通常のチェーンは、ということです。マクドナルドさんは巨人ですからね、仕入れ価格はもう一段下がるでしょう」

先にも書いたが、某大手飲料メーカーの炭酸飲料などは、マクドナルドでの販売に関してはただ同然といってもおかしくないような価格で卸しているという噂もあるようだ。というのは、マクドナルドの店舗で扱われるということは、それだけで日本全国の主要な地域で広告を打つことと同じ効果があるともいえる。だから、飲料メーカーも格安で卸すということらしい。

しかし、一つ疑問が残る。例えば来店するお客さんがすべて、ハンバーガーやチーズバーガーの単品だけを頼んでいたら、利益がとれない商材ばかり売れるわけで、お店は潰れてしまうかもしれない⁉

「そうかもしれませんね。ですから、最近のお店ではこうしたマーケティング商材はあまりお客さんの目に触れないようにしているわけですよね」

実は今回のためにマクドナルド、モスバーガー、ロッテリア、バーガーキングの各店でチーズバーガーを購入したのだが、お客さんがみるメニューにはそれらが掲載されていないということがあったようだ。

各店でチーズバーガーを購入してきた本書の担当編集者のA女史によると、

「バーガーキングとモスは、『チーズバーガーってないんですか？』と言って初めて『あります』と提示されました」

とのことだ。これなどはすでに各店もハンバーガー、チーズバーガーは原価率が高くて、利益をとれないということを認めているようなものではないか。

そういえば数年前、日本マクドナルドの店頭メニューがセットメニュー中心になり、単品のバーガーの価格がわかりづらくなったということが話題になった。これはつまり「単品価格を見せたくない」という理由だったのだろう。大手チェーンはセット、もっといえば原価の安いサイドメニューを売りたいのである。

「先にも言ったように、ハンバーガーは100円台という目を引くフロントエンドの価格、お客さんにきてもらうための〝仕掛け〟という気がしますね。ちゃんとお腹いっぱいに食べようとすると、例えばバーガーキングだと1000円を超えちゃいますから。他の各店でも同じことだと思います」(白根氏)

確かにそうだ。実は僕もこの記事を書くために、日頃はそれほど足を運ばないハンバーガーショップに足を運んでいる。先日、ハンバーガーチェーンの中では高級価格帯になる「クア・アイナ」に入った。アボカドバーガーとポテトにアイスコーヒーのセット、それとポップコーンシュリンプに目がいったのでオーダーしたところ、なんと2000円近くになってしまった! 税抜き表示であったことと、単品価格をみて注文してしまったので、最終価格のイメージがつきにくいのだ。しかし2000円といえば、そば店に入って温かい種入りのそばとカツ丼を頼んでもおつりが来るかもしれない価格である。ちょっと驚いてしまった。

また、個性的なラインナップで知られるフレッシュネスバーガーに妻と2人で入った際は、ハンバーガーを3つとポテト1つ、ドリンク1つ、スープ1杯というラインナップで2505円だった。この店、ドリンクとポテトがセットになる時間帯が昼から17時までで、それ以降はすべて単品の組み合わせ価格になる。割安なセットすらなくなるのである。これが白根さんがいわれたように、「目を引くフロントエンド」として安い商品を置いておくけれども、実際にはその価格に収まることは到底ないのだ、ということだろう。

大手ハンバーガーチェーンのチーズバーガー原価推計から見えたこと

さて、先に各社のチーズバーガーを購入したと書いた。それは白根さんの協力のもと、主要各社が販売するハンバーガー商品の計量と原価推計を行おうと思ったからだ。

集めたのはマクドナルド、モスバーガー、ロッテリア、バーガーキング。今回、最も安価な「ハンバーガー」で推計をしようと考えたのだが、ハンバーガー研究家でもある白根さんによれば、チーズバーガーがよいという。

「チーズバーガーはすべてにおいて最もベーシックな素材で構成された商品ですから、各チェーンのポリシーが透けて見えるんですね」

そこで、白根さんの経営する店である「ぶーみん Vinum（ヴィノム）」に、最寄り距離にある店舗から購入したチーズバーガーを持ち込み、業務用の機材で計量を行った。

「まあ、計量っていうのはどこのチェーンや飲食店も、ライバル店があるところはやっていますね。普通の行為です。やる前に言うのもなんですが、おそらくどこのチーズバーガーも分量的にはそれほど差違はないと思います。というのは、日本のハンバーガーの基準はよくも悪くもマクドナルドが作ったようなものだからです」

そういいながら白根さん、作業用のゴム手袋をし、ナイフを使ってハンバーガーをめくり、バンズについたソース類を綺麗に剝がし、一つひとつを計量し始めた。

主要チェーンのチーズバーガーを解剖する！

先に、各チェーンのチーズバーガーの販売価格を確認しておこう。これはすべて２０１５年１月現在の税込価格である。順番はシェア順と考えてほしい。

マクドナルド	１３３円
モスバーガー	２１０円
ロッテリア	２１０円
バーガーキング	２００円

こうしてみると、マクドナルドと他チェーンは70円前後の差がついており、いかにマクドナルドのチーズバーガーが安いかがおわかりいただけると思う。

また前項にも書いたが、モスバーガーとバーガーキングでは、ハンバーガーとチーズバーガーをメニューに提示しておらず、言わなければ出てこなかったという。明らかに「売りたくない」という意思が見え隠れする。

ではこの価格に対して、原価はそれぞれどれくらいになるのだろうか、計量をしてみよう。

まずはバンズの計量だ。ここから以下の数字は、数個購入したチーズバーガーから、付着したソースなどをナイフで削いで計量したものであり、調理する前段階の数字とは違うものであることをご了承いただきたい。ばらつきも当然あるはずなので、あくまで参考値である。

マクドナルド	55ｇ
モスバーガー	53ｇ
ロッテリア	60ｇ
バーガーキング	53ｇ

マクドナルドのバンズは、昭和を思い起こさせるコッペパン形状のもので、食感はふんわり系である。ロッテリアのバンズはフラットな形状で最も重量があり、少しリッチに作ってあるようだ。モスバーガーのバンズは焼き色が最も濃くて、マクドナルドなどの淡い色に比べると食欲をそそる。バーガーキングは表面にゴマがふってある仕様で、これもまたおいしそう。

「マクドナルドが基準になっているという話をしましたが、基本的に50～55ｇ程度の中に収ま

るように作っていると思います。他のメーカーはそれに追随しながら独自色を出すという感じですね」

ちなみに、バンズの中身についてはよくわからないわけだが、日本マクドナルドのバンズに関しては「かなりまともだ」という話を聞いたことがある。というのは、僕の知る養豚農家さんが、未利用の食品を豚の餌にしているのだが、その一つにマクドナルドのバンズを使っていた時期があったそうだ。

「成分表も何もかも見せてもらいましたが、使いたくないなと思うようなものは一切入っていませんでしたよ」と言っていた。巷《ちまた》には、ハンバーガーの素材に×××を入れている！ といった都市伝説がまことしやかに流れることがあるが、マクドナルドほどの世界的大企業になれば、そうしたことは逆にしにくくなる。第一、マクドナルドの商品はその日に食べることを前提としているので、保存性などを考慮しなくて済むため、「ヘンなもの」を入れる必要がないのかもしれない。以上はあくまで一つの情報として受け取ってほしいのだが。

さて、これらのバンズの原価はだいたい、いかほどになるのだろうか。

「平均的に見ますと、バンズの原価は20円というところ。しかし、マクドナルドだけは10円台前半でしょうね。大量購入のメリットを活かしているはずですから。そしてこの中でモスだけはリッチなつくりになっているので、少し高めで25円程度といったところでしょうか」

続いてチーズだが、これはけっこう難儀した。というのは、焼成で溶けたチーズが再度固まっているので、綺麗に剝がすことが難しいのである。なので、あくまで参考値として考えてほしい。

マクドナルド　10g→7g
モスバーガー　10g→8.5g
ロッテリア　10g→8g
バーガーキング　10g→9g

「10g→7g」という書き方をしているのは何かということだが、これは完全に推計値で、「焼く前のグラム数は10g程度だったんだろうなあ」という意味である。この辺はハンバーガー業態の出店経験をお持ちの白根さんの経験値で出していただいた。

これをみると、どこもだいたい10g程度のチーズをパティの上に載せていると思われる。

「チーズはバーガーキングがまともですね。ロッテリアのチーズはおいしくなさそう（笑）。乳製品は世界的規模の取り決めで輸入していると思うので、意外に横並びなんですよ。ただし、この辺から難しい要素が出てきます。というのは、チェーンによって直営店が多いか、FC（フランチャイズ店）が多いかというのが違います。FCが多い場合は、本部は高く売りたいわけです。例えばモスバーガーはFC比率が高くて、本部は食材販売会社といった方がいい業態になります。この場合は、高く売りたいわけですよね。ですから、内部ではいくらになっているのか、正確にはわかりません」

では、各社10gのチーズの原価はだいたい、いかほどと見ればいいのだろうか。

「平均値は15円程度でしょうか。マクドナルドは10円を割っていると思います。モスバーガーは先の事情もあるので20円程度になっているかもしれません。ただ、昨今は乳製品が高騰しているので、メーカーや流通はもっと高く売りたいはずです。あとは付き合いの長さと、規模の大きさによって価格が決まってくると思います」

さて、いよいよメインだ。ハンバーガーがハンバーガーたるゆえんはパティ、つまりハンバーグ部分である。パティには牛肉を１００％使っているチェーンが多いが、モスバーガーだけは豚肉との合挽き肉を使用していることを明言している。では、計量してみよう。

マクドナルド	45g→38g
モスバーガー	45g→38g
ロッテリア	45g→37g
バーガーキング	45g→36g

これも、前の数字は焼減率を推定したものである。それにしても焼減率を考慮したとしても、だいたい1〜2gの差でみな横並びである。白根さんが言っていた「マクドナルドが基準」というのは、どうやら本当のようだ。

そのパティなのだが、実際に食べてみたときの味わいの評価はかなり分かれる。まず、マクドナルドは日本人のハンバーガーの「あるべき味」のイメージと重なっていることもあり、何とも中庸なイメージだ。ロッテリアは「うまみート」と呼ばれる、ミートソース然としたソースがかかっているため、そちらの味で旨みが増幅されているようでリッチに感じてしまう。パティの味わいが突出していたのはバーガーキングで、これは焼成方法に直火焼きを使っているため、パティの焼き目がこんがりついている。したたり落ちた脂が発火して煙となり、薫香《くんこう》もついている。

驚いたのはモスバーガーだ。「なんだこりゃ、練り物みたい！」という声があがったのだが、合挽き肉であるということを差し引いても、他チェーンのハンバーグとは大きく異なる味わいだ。

「モスバーガーだけ惣菜的な味になっちゃってますね」（白根氏）という言葉に僕も賛成。

ちなみに、ハンバーガーチェーンで使用されている牛肉はどんなものだかご存じだろうか。もしかすると、アメリカやオーストラリアなどの牛肉生産国でと畜された、正肉《しょうにく》といわれるロースやモモの部位をそのまま輸入して使っていると想像している人がいるかもしれない。しかし、そうした正肉部分をまっとうに輸入して挽き肉にしているとしたら、100円台という価格が成立するワケがない、と思わないだろうか？

実はハンバーガーチェーンで使用されている牛肉の多くが「トリミング」と呼ばれる規格だ。これは端肉《はにく》と呼ばれる、各部材を成形する際に取り去った部位を集めたものである。精肉工場に入ったことがある人なら、肉の成形作業をする際に大量の端肉がぽいぽい捨てられるのを目にしたかもしれない。もったいないなあ、と思ったかもしれないが、もちろん捨てることはない。端肉であっても牛肉なのだから。そうした端肉、スジ肉や骨ぎわなどの部位の肉を集めて詰め、真空パックにして出しているのがトリミングだ。

ただし、トリミングといっても、そこにはピンからキリまであると思った方がいい。輸入牛肉を扱う商社の知人によれば、製造国による差もあれば製造する工場によっても大きく差があり、キリに位置する低いレベルのトリミング材は「色も酷《ひど》くて、これは肉かと思うレベル」だそうだ。しかし、それでも100％ビーフと銘打つことができるれっきとした肉であることは間違いない。そうしたものも使われているということはわかっておいた方がいい。

では、これらパティの原価はだいたい、いかほどなのだろうか。

「トリミング材は500円／kg程度が基本だと思います。これに、それぞれのチェーンの体力や使用量に応じて、納品する会社が価格を変えるわけです。ただ、いま牛肉は高いので、そうそう変わらないでしょう。おそらく22・5円程度に抑えるのが平均だと思います。ただ、儲けを出すことを考えると18円から20円の範囲内に収めたいですね。

想像ですが、おそらくマクドナルドは15円程度に収めているでしょう。モスバーガーはＦＣ向け販売なので23円から25円くらいの可能性もあります。その他は平均で20円というところで

マクドナルド	ケチャップ、オニオン、マスタード　11g、ピクルス1枚　2g
モスバーガー	ケチャップ、オニオン、マスタード　10.5g
ロッテリア	ミートソース、マヨネーズ、トマトなど　14g
バーガーキング	ケチャップ　2g、ピクルス2枚　5g

調味料の量と種類

はないでしょうか」

最後は調味料やソース、オニオンやピクルスなどだ。調味料に使われているものはチェーンによって違いがあったが、次のようになっている。

「ケチャップなんかは、1kg300円しませんね。ハインツ社の3キロ袋ですと、業者を通じて100円台で入ってくるでしょう。それを、10しさえすれば定量が出てくるベンダーに入れます。誰でも押チェーンによって「パティの上にZの字を書けば10g出る」というように訓練するわけです。今回の計量で小さな差が出ましたが、これはベンダーを押すのが何年目の人間かによって変わるので、参考値として見てください」

ただし、オニオンやピクルスは少し扱いが違うようだ。

「マクドナルドとモスに関していえば、オニオンのみじん切りの存在感がありますね。工業的なオニオンと生鮮のオニオンではまったく違います。工場で生鮮のオニオンをカットしたものを持ってくるかというところで品質差は出ますからね。モスだと3円くらいするんじゃないでしょうか」

ということで、各チェーンの差はあれども、ケチャップやソース、ピクルスにオニオンといった調味用の素材で3～5円程度というのが、だいたいの原価と考えられる。

一般的なチェーン系チーズバーガーの原価を推定する

さて、これまで計量を行ってきて、白根さんが最初に言っていたように「だいたいマクドナルドが基準になっている」というのが本当であることに驚いた人もいたかもしれない。僕も、目の前ではかりに載せて計量していると、まったく同じような値ばかり出るのでビックリしてしまった。まるで工業製品としての規格のようだ。いや、「まるで」ではない。大量生産がベースになっているわけだから、工業製品的食品であることは間違いないのだ。

これら各素材の分量を推計しながら、白根さんの経験を活かして割り出した原価から、チーズバーガーの原価がいくらと推計されるのか？　ここでは、マクドナルドのような巨大チェーンだけではなく、日本の平均的なチェーン系ハンバーガーであったならば、という前提で左上の表のように割り出してみた。

これらを足し合わせると、チーズバーガーの原価はだいたい67円ということになる。参考値ではあるが、この原価を各チェーンの販売価格と照らし合わせると、やはりハンバーガー単体で購入されると確実に赤字になってしまうことは間違いない。

では、先に紹介したチーズバーガーの販売価格を以下に再掲しよう。

マクドナルド　１３３円
モスバーガー　２１０円
ロッテリア　２１０円
バーガーキング　２００円

これを見れば、マクドナルドなどは原価率が50％を超えている計算になる。もちろんマクドナルドは平均より安い原価で作っているはずだが、それでも30％以下にはならないだろう。やはり、この安いハンバーガー・チーズバーガーの存在は「仮想の価格」だったのである。実際には存在していない価格なのである。

日本マクドナルドをはじめとする各チェーンに真剣に提案したいのだが、そんな価格、やめてしまってはどうだろうか。このような商品を売っても誰も儲からないのに、世間には「ハンバーガーは１００～２００円で買えるものなんだ」という観念を植え付けてしまう。そして、本当に販売したい、メインのバ

バンズ	20円
チーズ	15円
パティ	22.5円
調味料・ソース・オニオン・ピクルス	５円

チーズバーガーの原価

ーガー商品が割高に見えてしまい、売りにくくなっているはずなのだ。誰にとってもいいことではない。

人気のグルメバーガーの適正価格はいくらなのか?

ところで、今回の計量を行う場となった「ぶーみんVinum」では、毎週土曜日のランチにだけ、限定数量でハンバーガーを提供している。この取材を行った時点でこの店には、日本のグルメバーガーの世界で伝説的な存在である吉澤清太さんというハンバーガー職人がいた。A&Gダイナーという有名店を経営していた吉澤さんが腕を揮《ふる》うということで、毎週土曜日の昼時、この店には全国のハンバーガー愛好家が集まる店になっていたのだ。そこでチェーン系のハンバーガーではなく、日本におけるグルメバーガーの王道を進んできた吉澤さんにもベーシックなハンバーガーを作ってもらい、その原価を特別に教えていただいた。これを見て、チェーン系のハンバーガー商品とはまったく違うものなのだということを理解していただきたい。

バンズ　80g　60円
パティ　130g　228円　＊冷凍ではなく国産牛（ホルスタイン）肩肉チャックアイ、もしくは前バラを使用。
チーズ　ゴーダチーズを2枚　30g　43円
ソース　有塩バター　4g　5円

マヨネーズ　20g　13円
ケチャップ　10g　1.8円
原価総計：351円

およそ5倍強の原価である！　では、この原価を店で販売する際に、いくらくらいの価格に設定すれば利益をとることができるのか。30％前後の原価率、40％の経費（地代・光熱費・人件費など）で、30％前後の利益をとろうとすると、1250円となる。

「でも、1250円だと正直言って厳しいです。ポテトやドリンクを含め、もう少しいただかないとやっていけないですね」

この価格を高いと思うだろうか？

僕から見ても非常にまともな牛肉をまとめ、グリルで焼き目をつけた後にオーブンで火を通し、これまたまともなナチュラルチーズ（プロセスチーズではありません）を載せて軽く火で炙《あぶ》り、グルメバーガー・ショップが愛用する「峰屋」のバンズに挟んだものだ。本当は、料理としてのハンバーガーはこれくらいの価格になるのだ。「ぶーみんVinum」はほぼ単店で、材料を大量購入してディスカウントしたり、セントラルキッチンで下準備をしたりしてコストを削減するなどができないので高いということもあるが、仮に大手チェーン系の仕入れ力とオペレーション効率化で安くしたとしても、700円台に低減できれば御の字ではないかと思われる。

まっとうでおいしいグルメハンバーガーを食べようと思うなら、1000円近く払うことを前提にものを考えるべきだということである。

日本マクドナルドの異物混入を巡る報道に思うこと

2015年、日本マクドナルドの店頭販売商品における異物混入問題が大きな話題となった。これからの日本における食品販売に大きな影響をもたらすであろう問題だと感じる。

食品業界にとって、異物混入はゼロに近づけなければならない問題ではあるが、必ず起こり得るものである。というのは、人が作業に携わっている限り、人の動作によって生まれるダストとその混入があり得るからだ。人の関与をできるだけ排して、機械による生産工程を確立したとしても、機械に可動部分がある以上、必ず可動部分から摩耗や疲労によってダストが発生するし、その混入があり得る。

日本の工業生産技術は、従事する人の技術レベル、道徳意識も含め非常に高いレベルにあるといわれている。その日本であっても、異物混入をゼロにすることはできない相談である。逆にいえば、「異物混入があってはならない」というのは、メーカーが自身に対する高い目標として設定するのはよいとしても、消費者が「絶対にあっちゃダメ」というのは、少々言いすぎ、要求しすぎではないか、というのが僕の感想である。

もちろん、異物混入の被害者には同情するし、その混入がメーカー側の責任下で起きたならば、それに対する償いは、当然しなければならないことである。

ただし、そうした問題が企業の屋台骨を揺るがすような状況に発展するというのは、これまでとは違う現象に思える。基本的には異物混入に対しては「謝罪」がなされるものであり、その程度や謝罪対応のよしあしによっては「不買」につながるというのはこれまでもあった流れである。

しかし、ネット上でSNSなどを用いた消費者レベルでの発信によって、ジャーナリズムの検証が行われる間もなく情報が拡散し、マクドナルドは全国的にイメージダウンを被る結果となった。またマクドナルドに先行し、昆虫の混入が報じられたペヤングソース焼きそば（まるか食品）などは、全品回収、製造中止に追い込まれた。日本マクドナルドも、現状ではそこまで業績に影響は出ていないということを会見で発表していたが、これからどうなるかはわからない。

先に「ジャーナリズムの検証」という言葉を使ったが、今回は一般消費者が発した情報を、それを精査する立場にあるメディアが増幅したという一面もある。メディアはジャーナリズムとイコールではないということだ。そしてもう、100円台のハンバーガーがあってよい時代は終わったのだ。ハンバーガーの価格は300円台からでよいのである。

※本章に出てくる価格は2015年1月時点のものだが、2015年9月現在、各社で価格改定やメニュー改定があり、ほぼ値上げする結果となった。期せずして本章の

予見通りとなったわけである。しかし、マクドナルドはいまだにハンバーガー100円台を保っている。

第3章　納豆・豆腐――止まらぬ価格破壊、正当な価格はいくらだ？

納豆は世界に誇れる伝統食品

僕は大の納豆好きである。しばらく前まで、死ぬ前に食べたいものは？　と聞かれた際に「納豆ご飯」と答えていたくらいだ。いまは死ぬ前に食べたいものがあまりに多すぎて選べないのだけれど、好きなたべものの中でも納豆は常に上位にある。

納豆連という組織がある。正式名称を全国納豆協同組合連合会といって、その名の通り全国の納豆製造業者が所属する組織だ。この組織の青年部会が僕を講演に呼んでくれたことがあったのだが、そこで僕は驚嘆すべきイベントに参加することができた。その日、80人ほどが集まった会議で、参加したメーカーさんが自社の納豆を会議室にずらっと並べ、食べ比べるという品評会が開催されたのである。

その数、なんと45種類。８列くらいのテーブルの上に、平皿に盛られた納豆が並んでいる。

それもポリスチレン容器からぱかっとそのまま出した状態と、裏側（蓋の反対側）にひっくり返した状態のものとの2種類を並べ、ちゃんと「裏・表」を見せる。これを参加者は片っ端から食べていく。もちろん箸を持って、一粒一粒糸を引かせながら食べていくのだ。そして、手元の採点表に記入をしていく（その模様は僕のブログにも掲載した）。

何にビックリしたかというと、本当にどのメーカーの商品も味が一つひとつ違うのである！納豆と一口に言っても味わいは全然違う、ということがよーくわかった。その際、中堅メーカーの社長さんが、納豆におけるよしあしの見極めを教えてくれた。

「なぜ表側と裏側を見せるかというと、納豆菌の発酵が全体に回っているかどうかを見るからです。よい発酵状態だと、全体が白い菌に覆われています。うまく発酵できていない場合、裏返すと納豆菌の白いのが回ってないんです」

目でみた後は、一粒つまむ。このときの糸のひき方、どこまで伸びるか、どういう形で切れるかなども審査ポイント。そして口に入れ、香りや食感、味わいで豆の品質と、蒸し豆にしたときの適切な火入れができているかがわかるのだそうだ。

中には口に入れた途端に、どうも嫌な匂いがするものもある。豆が不自然に柔らかすぎて、味がまったくしないものもある。逆に「おいしい！」と思ったものは、豆の食感と味わいが残っていた。そして大粒の納豆が小粒の納豆よりも断然、豆のよい香りや味わいがあっておいしく感じる。

「そう。実は味のよい納豆を造ろうと思ったら大粒、つまり普通サイズの大豆を使う方がいいんです。僕ら納豆メーカーはみんなそう思ってます。納豆メーカーの商品ラインナップを見ていると、だいたい高級品は大粒でしょ?」

確かにそうだ。大粒納豆こそが、納豆の本道なのである。これを読んで実感が湧かない人はぜひ、店頭で小粒と大粒の両方を買い求め、何もつけずに味わってほしい。きっとその違いがわかるはずだ。大粒の方が豆の養分や味わいがしっかり詰まって育つし、小粒と比べ納豆の糸の量より豆の内部の体積が大きくなるので、豆本来の味が出やすいのだと思う。

大豆の粒の大小は、大豆の品種によって決まることもあるが、大粒品種の畑からも小粒な豆ができたり、その逆の場合もあったりして一概にはいえない。とはいえ、圧倒的に一般に受け入れられているのは小粒の納豆だ。

ちなみに大豆にも、豆腐に向くもの、納豆に向くものなど用途によって違いがある。例えば小粒の納豆によく使われるのはスズマルやユキシズカという品種。「納豆小粒」という小粒納豆用の品種もある(「納豆小粒」と書いて「なっとうしょうりゅう」と読むのだ!)。最近は、海外からの輸入大豆であっても、日本からこの品種を持ち込んで生産したものを逆輸入することが多いという。

僕はこの小粒納豆用の納豆小粒を分けてもらい(もちろん乾燥した状態で)、煮て食べたことがある。茹であがっても確かに小粒のままで、味わいはやはり大粒の大豆よりも淡い感じがした。小粒納豆は味よりも食感が重視されるのだろう。ご飯と一緒にさらさらとかき込むことができるのが、よいとされるのだろうと思う。

その一方で、在来種の大豆を使った納豆も多く見られ、中にはタレをつけなくてもおいしいと思えるものもある。納豆を手にして、まず大豆の品種は何なのだろうと想像するようになったら上級者だ。

納豆の味のよしあしが決まる方程式「大豆」×「水」×「発酵技術」

納豆を製造するのに必要になるのは、まずはなんといっても大豆、そして水と納豆菌。この3つがあれば納豆ができる。ただ、味を決めるポイントは、大豆と水、そして発酵技術と言ってよいと思う。

納豆の味を決める最重要なものは、やはり原料の大豆だ。現在はアメリカ産やカナダ産の大豆が主流だが、国産大豆は産地によって様々な品種が保存されており、豆の味自体にバリエーションがある。「大袖振」や「つるの子大豆」や「小糸在来」など、地域に在来する大豆は独特の風味があり、納豆にしたときの味に大きく関与する。

この大豆のポテンシャルを引き出すのが、水だ。豆の品種、大きさにより浸漬《しんせき》（水につける）時間を変え、最適な温度で蒸し上げる。おいしい納豆のメーカーは何よりいい水系の立地を探すという話もあるくらいだ。

そして、豆と水という原材料を「調理」するのが発酵技術。蒸した大豆を納豆に変化させるのが納豆菌。パン製造でいえばイーストや天然酵母にあたる。納豆菌は日本では3つのメーカーが独自の菌を販売しており、それ以外に自前で開発した納豆菌を使う会社が数社あるという状況だ。この納豆菌によっても風味が変わるが、消費者にはちょっとわかりにくい部分かもしれない。パンの場合も、販売されているイーストなのか、天然酵母なのか、天然酵母でもブドウ由来なのか、他のもの由来なのかといったことで味が変わるように、納豆菌も味に大きな違いが出るらしい。ただ、この部分をまだそれほどはっきり打ち出しているメーカーはない。

それよりも、どのように発酵させるかの技術の方が重要視される。

熱い状態の蒸し豆に、水に溶かした納豆菌をふりかけて、室《むろ》と呼ばれる発酵室で納豆菌を繁殖させ、発酵させる。この際、菌の性質や豆の大きさ、柔らかさに応じて温度や湿度を変えるのが、発酵技術の肝なのだそうだ。納豆業者は同業者が見学に来たとしても、発酵室は見せないという。それだけノウハウが詰まっていて、味が決まるポイントらしい。

どうだろう。いつも何気なく食べている納豆にも、こんな努力が詰まっている。ご飯に乗せてかっ込むだけではなく、おいしい塩をかけてたまには一粒一粒、爪楊枝で丹念に食べてみよう。きっと、ありがたみが伝わってくるだろう。

納豆の価格が安くなる仕掛けは、メーカー泣かせであった

このようにメーカーが手間暇かけて造っている納豆だが、いま、納豆の価格破壊が酷《ひど》い状況だ。ほんの10年前には、3個パックでタレ・カラシ付きの納豆はスーパー店頭で128円くらいだった。それが特売になると100円で売られ、目玉商品になるという状況だったと思う。皆さんもよーく思い出してほしい。納豆はそんなに安いものではなかった。

それなのに、物価という物価がすべて上がっているはずの現在、納豆の価格は安くなっている。スーパーにもよるが、特売で58円、通常価格でも78円という商品が普通に目につく。昨年、東北の産地に行った際にイオン系の量販店に入ったのだが、3個パック（タレ・カラシなし）の納豆が50円台後半で売られていた。

「そんなもんなんじゃないの？」と思われるかもしれないが、これは異常事態である。異常事態がずーーっと続いている、そんな状況であると思う。

10年前と比べると、穀物の価格は多少の増減はあっても高いままだ。特に日本で必要とされる非遺伝子組み換え大豆に関して言えば、未曾有の高価格になっている。もちろん国産大豆も高騰が続く。こんな状況で大丈夫なの？　と、あるメーカーの人に尋ねると、こう答えてくれた。

「とんでもない！　全国の納豆メーカーが喘いでいます。日本で使用する大豆の価格は高どまりですし、皆さんよくわからないでしょうが、容器に使うポリスチレンも、包材のフィルムも昔よりは高いままです。10年前より安くなる理由なんて、一つもありません。いまの納豆価格

はおかしいんです！」

納豆の価格がおかしいといっても、価格は取引に連なる業者のネットワーク、つまりサプライチェーンの中で決まっていくものだ。納豆にはどのような人たちが連なっているのか。要素として大きいものは次のようになるだろう。

原料段階：大豆の生産者または大豆卸、資材・包材メーカー、タレ・カラシ業者

製造段階：納豆メーカー

流通段階：卸売業者、物流業者

販売段階：スーパーマーケット、ディスカウントストア、外食産業、中食産業

おそらく食品製造のサプライチェーンとしては、例外的にシンプルだ。例えば惣菜メーカーだと、原料調達が野菜から肉、魚、調味料など多岐にわたるのが普通だが、納豆の場合はメイン原料が大豆だけだから、実にシンプル。

しかし、シンプルだからこそ、納豆メーカーは特徴を出しにくい。国産大豆は価格的に難しいため、輸入大豆であることが普通だ。中国産かカナダ産、アメリカ産と、納豆メーカーが選ぶことのできる産地はそうあるわけではない。みな、限られた選択肢の中から選んでいる。だから逆に、こだわり商品としてちょっと高めに販売できる高価格帯の商品には「北海道産のつるの子大豆を使った納豆」のような形で、産地を売りにするのだ。

重要なのはそこから先だ。製造した後の納豆商品は、基本的にスーパーで売られるのが最も

多い。これはやはり納豆という食品の性格上、朝食で使用されることが多いからだ。外食産業でも納豆は使われるけれども、業務用は安く仕入れられてしまうのが常なので、納豆メーカーにとっての主戦場はスーパーである。

しかし、現在のあり得ないほど低価格な納豆価格を創り出した存在こそ、スーパーなのである。納豆や豆腐といった商品群を、日配品《にっぱいひん》という。基本的に毎日食べる習慣のあるもので、鮮度が急激に落ちやすいものがそれにあたる。このカテゴリーの商品がべらぼうに高いということは、通常はない。なぜなら毎日食べるものだから。逆に、これが安い価格になっていれば、主婦の厳しい目にも「あそこは安いわ」と評価される。

だから、スーパーとしては日配品をできるだけ安く売りたい。しかし、日配品メーカーだって商売でやっているわけだから、儲けが出ないことなどしたくない。10年前までは普通だった3個パック納豆の128円は、そういう意味ではメーカーから見れば「キツいけどなんとかできる」という価格だったようだ。

しかし、10年ほど前に納豆低価格戦争といってもいいような状況が始まる。大手スーパーA社が、安売り納豆を始めたのだ。納豆メーカーの社長さん数人から事情を聞いた話である。

「通常は150円前後で売りたいタレ・カラシ付き3個パック納豆を、78円という安値で作ってほしいという打診がきました。これはちょっと製造コストをどう切り詰めても無理な価格でした。だから普通は断るわけです」

しかし断ると、A社のバイヤーがこう言うのだという。

「この商品はうちのPB（プライベート・ブランド）として売りたいんです。もちろん儲けは出ませんよね。だからこの商品以外の棚は全部おたくのNB（ナショナル・ブランド）商品を並べてくださってけっこうです。そっちで利益を出せば、お互いに助かるでしょ？」

NB商品というのは、その企業が自分の名前で売る商品のことだ。これに対し、ご存じだろうがPB商品とは、表示ラベルの製造責任者の欄にメーカー名ではなくA社と書かれる商品のことである。つまり、激安PB品を置くけれども、それ以外の納豆の棚はあなたのところの商品で埋めるから、全部の売上げを勘定したら、儲けが出るでしょう？　ということである。

「こういう言い方で、バイヤーはメーカーに少しだけ甘い汁を吸わせるんです。そうして、だんだん取引の量が増えていきます」

取引量が増えることは望ましいことだが、生産量の限界を超えてしまうと、他の取引先を断るか、または設備投資をして新しい製造ラインを構築するしかない。どちらにせよ、A社に対する取引の依存率がどんどん上がっていく。そうなると、A社の意向がすべてになってきてしまう。そうなったところで、スーパーが牙を剝くのだという。

「バイヤーが徐々に儲けの出ないPB商品の数を増やしていくんだと思います。だって価格の安い商品が一番売れるんですから」

毎日の発注の中で、だんだん激安商品の発注量が増えていく。でもこれは作れば作るほどに赤字になるものだから、やりたくない。

「そうなったときにはもう、経営の首根っこをつかまれているので、断れないんです」

そう。新しいラインを作っているし、取引依存率、つまり出荷先のシェアが半分を超えているとするならば、その相手の意向を断って、最悪の場合取引停止になったら大変なことになってしまう。

「大手スーパーは、最初からそれを見越してメーカーを使っていくという傾向があるんです。日本を代表する大手のスーパーは、メーカーの労働管理表まで提出させるといいます。そうするとスーパーの方から『この工場の運用だとまだ1円下げられるじゃないか』というような、勝手な口出しがくるようになるらしいです」

メーカーの経営者からこれ以上の譲歩はできないということになったとき、スーパーはあっさりと「じゃ、お付き合いは終わりだね」と引いてしまう。取引依存率の高いスーパーが明日から納品できないとなると、早晩、そのメーカーは倒れてしまう。実際にこんなやり方で、地方の中小納豆メーカーがどんどん潰れているのだそうだ。

「大手でも同じです。くめ納豆というブランドがありますけれども、あそこは業界5位以内の大手だったのに、2009年には民事再生になってしまいます。実は、あくまで噂ですけれども、あそこは日本最大の小売チェーンであるA社のPB納豆をやっていたという話もあります」

その後、くめ納豆は業界第2位のミツカンが買収した。いまも、くめ納豆の商品はあるけれども実はミツカンの商品というわけだ。

ちなみに納豆業界の第1位が「おかめ納豆」のタカノフーズ、第2位がミツカンである。第3位以降はどこもそれほど突出したところがない状況で、タカノとミツカンがしのぎを削る。その2社にとってみれば、安値競争をガンガン続けていき、体力のない中小企業が潰れていってしまえば、また自分たちのシェアが上がる。そういう思惑もあって、納豆価格は信じられないほどに安い価格になってしまっている、ということだ。

それでは、納豆の価格構造はどうなっているのか。誰が得をして、誰が損をしているのか。そして本来、納豆はいくらであるべきなのか?

納豆の店頭価格から、現状を推察する

僕が配信しているメルマガ「たべもの最前線」でも納豆に関する話題を書いたことがあるのだが、その際に読者の周りで「これは安い」と思う納豆があればその価格を教えてほしいとお願いをした。そうしたところ、2人の読者から納豆の市場価格についてのレポートをいただいた。

一件目

地域：函館市内

店名：マックスバリュ
商品名：小粒納豆
メーカー：トップバリュのＰＢ商品。北海道の工場で製造との記載あり。
価格：45円（40ｇ×３）※タレ・カラシは無し、大豆はアメリカ産
読者コメント：特に、販売期間などの張り紙も無かったので、一時的な特売商品ではなさそうです。ちなみに、すぐ下の段には、同じく、トップバリュＰＢ商品で、極小粒納豆がありこちらは、73円（45ｇ×３　タレ・カラシ付き）でした。普段、激安納豆は買わないので、気がつきませんでしたが、まさか45円とは。良い勉強になりました。

二件目
地域：宮崎市内
店名：マックスバリュ
商品名：おかめ仕立てミニ納豆
オープン特価　48円（45ｇ×３　タレ・カラシ付き）
読者コメント：この日オープンだったので一日限定で、翌日からは78円に。

この2件を見てみると、まず、どちらも40円台。税金がつくと50円台になるものの、一体どういう値付けだろう？　1件目はどうやらレギュラー商品としての価格であるらしい。ただし、タレ・カラシはついていない。これはイオングループのトップバリュ商品であり、ＰＢだ。先に書いた大手が納豆メーカーを食いつぶす手口を思い出していただけるといいのではないだろうか。この価格では利益が出ない。そうすると、他の棚に並んでいる納豆がどこのメーカーかが気になるところだ。

そして2件目。これはオープン特価、1日限りの価格ではあるが、タレ・カラシ付きで48円。翌日から78円になったところをみると、新規オープンでメーカーが協賛させられたということだろう。スーパーとメーカーの関係の中で、メーカーが泣かざるを得ないタイミングがいくつかある。その最初がオープン特価への協力だ。客寄せのため、スーパーの仕入れ担当者から半ば既成事実のように、特価協力への「要望」が来る。それに応えなければ……わかってるよね？　ということだ。

オープン特価以外には、数週間ごとの特売への協力もある。むしろこちらの方が、オープン時以外にも定期的に来るわけで、メーカーにとってはきつい。正直な話、2件目の価格は業界第1位であるタカノフーズの「おかめ」シリーズだからこそできるのだと思う。

僕も都内のスーパーを歩いてみたが、どうやらいま（２０１５年9月現在）の納豆３パック、タレ・カラシ付きの価格は、税抜き78円が相場のようだ。２年前に地方で48円や68円の商品がレギュラーで並んでいたことを考えると、少しは価格が上がっているようにも見える。が、実際はそうではないということを本書の読者ならおわかりだろう。円安に振れたことで、相対的に円の価値は低くなり、ほぼ輸入に頼っているレギュラー商品向けの外国産大豆の価格は上がっているのだ。また、石油由来製品であるポリスチレン（ＰＳ）容器やタレ・カラシの袋、そしてラップフィルムの価格も上がっている。

つまり、78円に戻ったとしても、原材料費分だけの値上げだろうと思われるのだ。先に書いたように、スーパー側は納豆のコスト計算をよく理解してしまっている。だから、納豆メーカーに便乗値上げはさせず、原材料費部分だけを補っているのだろうと思う。

納豆の価格はこう決まる

さて、それではいよいよ、納豆の価格がどんな構造になっているのかに迫っていこう。ここからは複数の納豆業者さんに聞いた話を総合して、数字を割り出した。どこも独自の仕入れルートを持っているし、規模によって仕入れ価格なども変わる。また、取引先との関係によって物流費用も変わる。だから、業界第5位までの大手ではなく、中小メーカーの立場からみた数字だと考えてほしい。決して、ここに書く数字がすべてだと思わないでいただきたい。それほど価格の情報はデリケートなのだ。

大豆の価格

では、大豆の価格から始めよう。基本的に一般流通している納豆の多くは、アメリカ産大豆が使用されている。

「え、中国産ではないの?」と思う人もいるかもしれないが、いま納豆で使われるものはアメリカ・カナダ産がほとんどだという。しばらく前からアメリカではバイオエタノールの原料にトウモロコシを使うようになり、トウモロコシ価格が高騰していた。そうなると、トウモロコシ以外の穀物もその煽りを受けて高くなるため、食用大豆のシカゴ先物相場のレートは上がりっぱなしという状況が続いていた。それが2014年以降は豊作のため、価格が下がってきてはいる。しかし下がっているといっても、それは高値のときから比べれば下がっているということであり、円安のため2010年あたりから依然として高値が続いていると考えていいだろう。

さて、この大豆を輸入したときの価格だが、業者さんによれば2010年あたりには1t10万円前後が基本相場だったそうだ。しかしいまでは1t15万円に上っているという。メーカーが使用する大豆の荷姿は基本的に30kg袋なので、33袋で1tの計算になる。おおまかにみて1袋あたり4500円となるだろうか。

容器、タレ・カラシ、パッケージの価格

次に容器の値段だ。納豆業界で一般的によく使われているＰＳ容器（10cm角のもの）は、仕入れ量によって容器メーカーも卸値を微妙に変えるだろうが、だいたいのところ1個あたり2.5円程度だそうだ。もちろんこちらも原油相場の上昇に伴い、以前より高くなっている。

次にタレ・カラシの値段なのだが……。納豆についているタレの裏面表示を見たことがあるだろうか？「醤油」が最初に来ているものも中にはあるが、安い商品の場合は「アミノ酸液」が最初に表記されていることが多い。

「大手さんが使用しているタレは、私たちもいささか不思議に思う味です。主原料となる醤油はとてつもなく安い業務用の醤油（本醸造ではなく新式醸造のもの）で、それを加水して薄め、足りなくなった味を増粘多糖類や化学調味料等のフレーバーで補っているものです。だから醤油の味はしない、ちょっと色の付いた甘い液体ですね。でも、あれを混ぜると、アミノ酸の力なのか、納豆に強い味がつくから怖い。正直言って、醤油をかけて食べてもらう方が納豆本来の味だと思いますが、あのアミノ酸たっぷりの液で慣れてしまうと、戻ることができないかもしれません」

うーむ、なるほど……、と唸《うな》ってしまう。確かに旅先の宿で朝食を食べるとき、納豆のタレを使った後、指についてしまったのを舐めると、どうも不思議な風味の液体である。あれは醤油や鰹だしによってできた味ではない。

ともあれ、こうした廉価版のタレの価格がだいたい1.5〜2円程度。本醸造の醤油を使い、化学調味料を使用しないタレとなると、約3倍の4〜6円程度がかかってくる。カラシはカナダ産。カラシの相場にも左右されるそうなのだが、高値が続いており、0.5〜1.5円程度だそうだ。

次にパッケージ。3個パックをまとめている、商品名などが印刷されたフィルムのことだ。これは1.5〜2円程度。こちらも石油由来製品なので、原料高騰が続いている。

このほか、納豆パックを開けたときに、納豆の上に敷かれている皮膜状のフィルムも使われているが、これはそれほど価格に影響がないようなので割愛する。

3個パック納豆の原材料価格を推計する

これまでの価格をもとに、納豆の価格を推計しよう。タレやパッケージ代など、幅がある場合は高い方で計算する。

まず大豆だが、30kgの大豆で1100パック製造できるそうなので、納豆1パック分の原料大豆が4500÷1100＝4・09円。3個パックだと12・27円だ。加えて、輸送時に使う段ボール（商品が12個入る）が40円程度、つまり商品1個あたりにつき3円程度かかると考えよう。それらを合計すると……。

大豆　12・27円
容器　2.2円×3個＝6.6円

タレ　2円×3個＝6円
カラシ　1.5円×3個＝4.5円
パッケージ　2円×1枚＝2円
原材料合計：34・37円

おや、原材料だけで34円になってしまう。しかもここには製造にかかる労働費も、利益も、物流費用も乗っていないのだ。この段階ですでに58円の商品が「成り立つわけがない」のがわかる。

スーパーとの価格交渉

原価がわかったところで、スーパーとの間でどのように価格を決定するやりとりがなされているのか、聞いてみよう。

「基本的には見積書を提示しますが、最近ではスーパーのバイヤーさんから『店頭価格88円の納豆を売りたいんだけど、できます？』っていう言い方で逆提案されることが多いですね」

なるほど。でもそうすると、原価はもう削りようがないわけで、あとはどうやって利益を確保するんでしょう？

「うーん、いま納豆や豆腐は日配製品といいますけど、数を売って利益を確保するという薄利多売の時代を迎えています。お客さんが目にする価格は店頭価格ですが、私たちはそれよりもはるかに低い価格で納品しているわけです。スーパーによっても違いますが、基本的に店頭価格の65％以下で納品しているというのが実情です」

ということは、仮に3個パック納豆を100円で提案する場合、

100×0・65＝65円（税別）

これが納品価格となるわけだ。

しかし、これだけでは終わらない。

「メーカーからみると、この価格で済むのであれば現状でもなんとかなります。しかし、これに加えて『センターフィー』なる経費を、メーカーが支払わなければなりません」

センターフィーとは、物流センターを運営するための経費のことだ。メーカーがチェーン展開しているスーパーに納品する場合、店舗に直接納品するのではなく、物流センターに納品するのが一般的だ。物流センターは、スーパーのみで運営するもの、スーパーと卸売業者が組んで運営するものなど、いろいろある。そこで行われる業務は、物流センターに集約した商品を仕分けして各店舗へ配送するというものだ。

「本来であればその業務はスーパーが運営費を払うべきものだと、われわれメーカーは考えています。でも、納入メーカーにお布施の如く言ってくるんですね。商品カテゴリーによってもセンターフィーの額は違うんですが、年間を通すと莫大な金額になります。これ以外にも、い

ろいろな商品を1梱包でメーカーが納品した場合には、ピッキング料（各店への仕分け料）が別途かかります。横柄なスーパーになると、それ以外の商品も売ってあげているんだからと『販売奨励金』なるリベートを要求するところもあります」

このように、メーカーに要求されるのは商品の納入だけではない。法外な値引きや、本来はスーパー側が支払うべき業務に対する対価まで含むのが実情だ。

販売奨励金について、少し補足しよう。一般財団法人食品産業センターが「食品産業における取引慣行の実態調査」を、様々な業態に向けて行っている。平成26年度の調査では、小売に食品を納入している業者に対し、「協賛金を要求されたことがあるか」という質問をし、「協賛金の要求があった」という回答が31・1％。それも、要求をしてきた業態として最も多かったのが食品スーパー（42・5％）という結果だった。

「センターフィーはだいたい、10％程度です。これにピッキングフィーを4％程度、販売奨励金を3％。モデルとしては17％徴収されると考えればいいかと思います」

先の納入価格65円から、スーパーに支払う経費を計算すると、

65円×0・17＝11・05円

この〝経費〟を差し引くと、メーカーに残る売上げは53・95円となる。ここから原材料費である34・37円を差し引いた19・58円が納豆メーカーの手取り額だ。もちろんこれは「利益」ではない。ここから納豆メーカーは製造にかかる水道光熱費、人件費、配送料、機械設備の償却、

すべてをまかなわなければならないのだ。

「でもまあ、正直な話をしますと、店頭価格100円でやれと言われれば、なんとかやりようはあります。でも、いまはご存じの通り、78円とか88円が一般的になってきているわけです。そうなると、どうやって利益を出していけるのか……、私にはまったくわかりません。まして48円や58円という価格は、どう考えてもマイナスになることが確実です。私の会社はそこまでの安売りはお断りしていますが、背水の陣で受けざるを得ないメーカーさんもいるでしょうね。納豆メーカーの倒産が多いのも当たり前です」

ちなみに残念ながら、納豆メーカーさんの製造コストに関しては、その詳細を教えていただくことはできなかった。それを公にしてしまうことは、スーパーに手の内を見せることにもなってしまい、これまで以上に価格を圧縮されるおそれがあるからだろう。読者の皆さんにもご理解いただきたい。

ともあれ、納豆の価格構成はこうやって決まるのだ、ということはだいたい理解していただけたと思う。それでは「納豆メーカーにもきちんと利益が出て、妥協のないおいしい納豆をお届けできます」という価格はいくらくらいなのだろうか？

理想的な納豆の価格とは!?

先に示した輸入大豆などを使用したミニマム（最低限）の品質の商品ラインではなく、質のよい国産大豆に、醤油やだし原料を使用したおいしいタレ・カラシを使った納豆を仮定し、これくらいの店頭価格ならメーカーも食べていけるという金額を出していただいた。上の表を参照してほしい。

　3個パック、タレ・カラシ付きで158円（税別）。ほんの10年前までは、わりと当たり前だった納豆の価格だ。それがなぜかいま、78円前後で売られているという不思議な事実。

納豆の原価	49.65円	
納豆業者の収入	20.91円	21%
配送費	9.8円	10%
センターフィー	14.7円	15%
ピッキング料	2.94円	3%
納品価格　計	98円	
小売業者の収入	60円	40%
店頭価格	158円	

　これでは食べていけないメーカーが出てくるのも当然である。

　それにしても、この価格表の一番下から2項目め、小売業者の手取り額の割合には、こんなにとっているのかとビックリするのではないだろうか。もちろん40%というのはスーパーの利益の乗せ方としても高い方なのだが、納豆業者の収入分が全体の21%であることを考えると、法外と言っても過言ではないだろう。

　この計算式を使って、78円納豆や58円納豆の価格構造がどうなっているのか、考えてみるとよいと思う。おそらく「これじゃあ無理だろう!?」と誰でも思うような薄利多売を、納豆メーカーが強いられていることがわかるはずだ。読者の皆さんには、余裕があれば150円以上の価格帯の商品をセレクトしていただけるといいなあ、と切に思う。

また、ぜひ試みていただきたいのが「激安納豆と高額納豆の食べ比べ」だ。本章のはじめに書いた要領で納豆の食べ比べをしてみればわかる。価格の高い納豆にはそれだけの価値があるはずなのだ。

どんなに穀物価格が高騰しても、1丁100円以下の豆腐がある理由

豆腐に関しては、その異常な状況を一言で表すことができる。

「大豆の価格が15年前と比べ信じられないほど高騰しているのに、なぜいまだに100円以下で豆腐1丁を買うことができるのだろうか？」

日本という国では、物価が上昇しているのに、なぜか納豆や豆腐といった日配品は逆に価格が下がっているという不思議な現象が起こっているのだ。

納豆と同じく、豆腐の原料は大豆、凝固剤、水であり、実に限られた要素からなっている。これに包材を加えるという基本的な構成は、それこそ納豆とほぼ同じと考えていいだろう。

その豆腐がなぜここまで安くなっているのかというと、大きく二つの理由がある。

一つは納豆と同じく、スーパーなど買う側の圧力による低価格化だ。これは皆さんも予想し

ていただろう。しかし、圧力だけでは、応じないことだってもちろんある。

そこで二つめの理由が出てくる。買い手の低価格要望に応えることができるように安く豆腐を作る方法の存在だ。これを読むと、安い豆腐を買って得をしたと思っている人たちが、実は価格相応のものしか買えておらず、得でも何でもないのだということがわかるはずである。これから、この二つめの理由に関して詳しく調べていきたい。

豆腐の作り方と凝固剤

豆腐を食べる国は、アジア、北米、はてはヨーロッパまで広がる。が、各国の価格を横並びにしてみると、日本の豆腐はいまや中国の国内価格よりも下回るというビックリする話を、中国と取引のある豆腐メーカーの社長さんから聞いた。

「日本はヘンな国でね、アメリカやカナダから輸送費をかけて大豆を持ってきて、それを豆腐に加工した商品を、なぜかアメリカやカナダで販売されている価格よりも安く売っているんです。少なくとも他の国で1丁100円以下の豆腐はありません。そして中国もそう。通常商品は日本とどっこいどっこいの価格ですが、向こうには日本のように、例えばドラッグストアで1丁38円というような激安商品はありません」

確かに、日本では国産の大豆価格が輸入に比べ高いため、一般的な商品だと輸入大豆で豆腐を製造することが普通だ。それに比べれば、北米（アメリカやカナダ）や中国は、どちらも大豆生産国である。しかし、激安商品の分野では日本が勝るのである。

「いま、日本は遺伝子組み換え作物の輸入が禁止されていますので、海外に対してもNon-GMOの大豆を要望するわけです。しかし、いまNon-GMOで栽培する農家自体が少なくなっているので、かなり高いプレミア価格を提示されてしまいます。ただでさえ大豆価格が高いままなので、買う側は大変です。私の知る限り、いま北米の大豆農家はかなりの金持ちになっているところが多いですね」

その高い大豆原料を輸入して、綺麗な水（良心的な豆腐工場はどこもよい水の湧く地域に建てられている）を含ませてふっくらと戻し、これをミキサーにかけて呉《ご》を作る。呉は大豆のかす（おから）も含んでいるので、これを煮て漉《こ》し、豆乳とおからに分ける。豆乳に凝固剤を混ぜて固める。このまま製品にするのが絹ごし豆腐で、固まった豆腐を崩して成形しなおし、水を抜いて固めるのが木綿豆腐だ。

では、どの部分で安い豆腐を作るためのコスト圧縮をするのだろうか。

「それはもう、凝固剤です。通常のニガリを用いて固められる量の倍以上を固められる凝固剤を使うのです」

豆腐に使用する凝固剤には様々なものがあるが、代表的なのが次の3種である。

塩化マグネシウム（ニガリ）

硫酸カルシウム（すまし粉）
グルコノデルタラクトン（グルコン）

このそれぞれが、豆乳のたんぱく質を凝固させる性質を持っているのだが、メカニズムは少しずつ違う。ニガリの主成分である塩化マグネシウムは、豆腐としての味わいを最も表現できる凝固剤だが、豆乳を凝固させる速度が速いため、作り手の技術が必要だ。硫酸カルシウムはその点、凝固させる反応が遅く、工業的に製造するのに向いている。グルコノデルタラクトンは凝固の仕組みがまったく違っていて、酸でたんぱく質を凝固させる。このため先の二つに比べると、薄い豆乳でも工業的にしっかりと固めることができる。

難易度は、「塩化マグネシウム＞硫酸カルシウム＞グルコノデルタラクトン」という並び方になる。豆腐の味わいも、ニガリで作ったものが本来の味であるとするならば、硫酸カルシウム、グルコノデルタラクトンは、並べれば確実に「ちょっと味が違うな」というものになるという。特にグルコノデルタラクトンの場合、特有のえぐみが製品に出ることが多い。最近ではあまりグルコノデルタラクトンを使った生食用の豆腐は見かけず、その代わりに厚揚げ製品などの原料豆腐によく使われている。

では、凝固剤を使用した場合のコスト削減はどの程度可能なのだろうか。

「そうですね。強力な凝固剤を使って薄い豆腐を固めれば、価格を3分の1にすることが可能です」

なんのことはない、安い豆腐はそれなりの豆乳の薄さで成り立っているというわけだ。それに加えて、木綿や絹ごしといった豆腐ではなく、簡易に製造できる豆腐の技術が進歩してしまったということも安売りの原因にあるという。

安く作れ、それなりの味になってしまう充塡豆腐と凝固剤技術

「さすがに最近は円安や包装資材の高騰があるので見かけなくなったけど、一時期28円の豆腐というのがあって、目を疑いました。もちろん通常の製造方法ではなくて、充塡《じゅうてん》豆腐ですがね」

充塡豆腐とは、先の工程とは違い、豆乳と凝固剤を混ぜたものを密閉容器に充塡して固めるものだ。

「充塡豆腐はね、薄い豆乳でも凝固剤を入れたら固まるというものです。だからまず原価が安いんですね」

充塡豆腐とは、温かい豆乳に凝固剤を入れて固めるのではなく、冷却した豆乳に凝固剤を混ぜたものを容器に注入し、密閉した後に加熱して凝固させるものだ。密閉後の加熱が殺菌効果もあるため、通常の木綿豆腐や絹ごし豆腐より大幅に賞味期限が長くなる。一方、商品の性格上、高品質なもの、おいしい豆腐というイメージはなかった。

「しかし、ここ10年で凝固剤の技術に大きな変化がありました。乳化ニガリによる凝固の技術が業界を席巻しているんです。これは塩化マグネシウムを油脂でコーティングしたもの。豆乳に混ぜると、油脂が溶けて塩化マグネシウムが露出するまで凝固が始まりません。だから凝固前にしっかりと豆乳と混ぜ合わせます。ニガリ豆腐が難しいのは凝固反応が速いからで、混ぜるのに技術がいる。でも、乳化ニガリの場合は豆乳の中に混ざり合ってからニガリが効き出すように調整されている。しかも表示上はニガリと書けるんですね」

そう聞けば、悪くない製品のように思えてしまう。

「ええ、技術のないメーカーでも乳化ニガリを使えば、歩留まりがよくてそこそこの味の製品ができるということで、大量生産用に使われるようになりました。でもこれによって、激安豆腐がたくさん作られるようにもなったのです。堂々『ニガリ使用』と書いている安売り製品が多くなったのはそのため。一方、乳化ニガリではなく、自然のニガリを使って豆腐を打っているメーカーは、むくわれないなぁ、と思ってしまいますね」

ちなみに乳化ニガリの代表的な製品である花王のマグネスファインという商品をみると、塩化マグネシウム以外の成分をいろいろと含んだものとなっている。

●マグネスファインTGの内容組成

植物性油脂、塩化マグネシウム、水、グリセリン脂肪酸エステル、ミックストコフェロール、ビタミンCパルミテート

これを見ると4番目に含まれる「グリセリン脂肪酸エステル」は豆乳の泡を消すための消泡剤と同様の成分だ。

「その通り。グリセリン脂肪酸エステルが添加されているので、消泡剤を使わなくても済む、つまり表示に書く必要がありません。ニガリ使用で消泡剤不使用ということで買われる、こだわったお客様がこういう製品を選ぶ、いわば優良誤認といえる現象が起こるわけです」

うーん、この不自然な乳化ニガリを「ニガリ」と表示することができるというのが、なぜなのか、理解に苦しむところではある。

「恥ずかしいことに、アメリカでは豆腐にニガリ以外の凝固剤など使っていません。乳化ニガリももちろんです。日本はある意味、豆腐加工技術が発達しすぎたのかもしれません。乳化ニガリを使うと失敗が少なくなる。だからコスト削減になるということでは、いいものと言い切れなくもありません。しかし、私個人の意見ではありますけど、乳化ニガリを使ったものと天然ニガリを使ったものでは、味わいは違うと思います」

さて、先に書いた充塡豆腐に乳化ニガリを使うことで、安くてそこそこ食べられる味わいになるのだという。これがドラッグストア等で販売される激安豆腐だ。この豆腐が、業界の価格構造を崩壊させている原因の一つになっている可能性がある。

採算度外視で激安豆腐を販売するのは正義なのか

さて、これまで安い豆腐が出てきた経緯を製造技術面からみてきたが、実はそれ以外に経営技術の要因もある。

「〝体力〟のあるディスカウントストアやスーパーが、倒産寸前の豆腐屋を買い取り、客寄せ用の格安豆腐を作っているという構図があります。豆腐では儲けを出さなくてもいいため、格段に安くできるわけです。消費者にとっては嬉しいことかもしれませんが、豆腐屋からすれば、通常かかるコストで作っていては勝負になりません。食文化を壊す商法だと思います」

これは小売業態が仕掛ける、本当は安くないものを安く見せて集客する手法だ。そして、価格という文化を壊してしまう、やってはいけない手法でもある。なぜなら28円豆腐を見れば、消費者は「ああ、豆腐は1丁28円で買えるのが普通なんだ」と思ってしまう。いまの世の中では、それがまっとうな価格の豆腐に対する価格下げ圧力に転じてしまうのだ。これでは、佳い豆腐がなくなってしまう。

話を伺った豆腐メーカーの応接室で、近辺のドラッグストアで購入した48円の激安豆腐と、最近人気の面白いパッケージの充塡豆腐118円、そしてこの豆腐メーカーの豆腐製品をいただいた。

まず48円の豆腐だが、変な渋みを感じる。凝固剤は硫酸カルシウムと塩化マグネシウムだが、どうも味がおかしい。そして充塡豆腐は、流行りのコッテリとした味わいのトロトロ豆腐。確かに一口目のインパクトは強いが、豆腐とは思えない味。どうやら油脂を添加して味を濃くしているようだ。おそらくこれが乳化ニガリの味なのだろう。

最後にいただいた、天然ニガリで作る豆腐。これぞダイズの味と膝を打ちたくなるような強いうま味だが、後味がスッキリとしている。明らかに役者が違うとしか思えない。

「それでもうちの豆腐は販売価格が108円です。小売に30～40％、物流に10％かかる。まったく儲かりません。でも品質が評価されているのか、一定のシェアがあるのでなんとか続けられます。中小メーカーは取引先から叩かれて大変だと思いますよ」

では、いくらくらいの価格で販売できれば、豆腐としてまっとうな品質で、メーカーや中間流通もホッとできる収益をとることができるのだろうか。

「いまの原料、原油、人件費の高騰をみると、豆腐1丁で200円前後の価格が適正だと思います。けれども、それを訴求できるスーパーがなかなかありません。結果的に、薄い大豆の低い品質の豆腐商品が出回り、真面目に作っている豆腐屋さんが潰れていくというのが現状です。豆腐の業界は10年前と経営者が変わっているメーカーが非常に多い。そしてどんどん悪くなっています」

本当においしい豆腐をこれからも食べ続けたいならば、消費者も安さではなく、佳い品質の豆腐を選ぶ眼を持たなければならないのかもしれない。

第4章 たまご――「物価の優等生」ではなくなる時代が来るか？

私たちはたまごのことをあまり知らない!?

日本人はたまごが大好きだ。一人あたりが年間に消費するたまごの個数は世界でトップクラス（２０１３年の国際鶏卵委員会の統計で、1位はメキシコの３４７個で、日本が3位で３２９個）だし、しかも生たまごを食べる文化がある！　海外視察に出たり、海外店舗を持っている方ならよくご存じだろうが、欧米では生たまごを食べる文化はほぼない（一部、薬のような位置づけで飲むという国はあるが）。日本は様々な意味で知られざるたまご大国なのである。

でも、意外にたまごを巡る事情については知られていない。昭和の、軒先に鶏がいた時代とは違い、鶏がその辺にいる風景が遠いものとなってしまった現代人はたまごについてあまりよく知らないというのが本当のところだろう。

たまごの知識といえば、２００５年に有名な占い師の細木数子氏がテレビで「いまの養鶏は、鶏に1日に何個もたまごを産ませている」という趣旨の発言をして物議を醸《かも》した。養鶏関係者や団体がフジテレビに抗議をし、後日、細木氏も謝罪をすることとなったのだが、もし1日に2個以上のたまごを産んでくれるようになったら、養鶏業界は大喜びだ。実際には、どんなに頑張っても1日に1個しか産まない。いま主流の鶏の品種でも、24〜25時間で1個産むのが精一杯なのである。

また、たまごを産ませる鶏も「ブロイラー」と呼ばれる品種群であると思っている人も多いようだ。実はこれ、まったく違う。ブロイラーは肉専用種で、求められる性質がまったく違うのだ。たまごを産むための鶏は採卵鶏《さいらんけい》といい、業界関係者はレイヤーと呼ぶ。少ない餌で多くのたまごを産むものが採卵鶏として選抜されてきた。白色レグホンという系統の白い羽毛の鶏が有名だが、それ以外にも様々だ。

実は鶏の品種によってたまごの黄身の大きさや味に微妙な違いがある。たまご一つに占める黄身の割合が大きくなる品種や、黄身の味が濃くなる品種というのは存在する。例えば野生に近い品種であるほど、黄身に含まれる脂肪球が小さく、ネットリ感が強くなるそうだ。

そうそう、「黄身の色が濃ければ濃いほど栄養価が高い」と思う人、手を上げて！——はい、手を上げた人は間違いです。たまごの黄身の色は栄養価にはまったく関係なく、餌で決まる。日本で売っている通常卵の黄身が黄色いのは、黄色い穀物である輸入コーンが主体の餌を食べさせるからだ。

ではよく牛丼チェーンでみかけるオレンジ色の濃い黄身の色は？　あれは実に簡単で、餌に紅いパプリカ粉末や抽出液、アスタキサンチンと呼ばれる色素を混ぜれば濃いオレンジ色の黄身になる。某牛丼チェーンのたまごはパプリカを食べさせまくっているらしく、真っ赤に近い色だ。そこまでパプリカを与えると、パプリカの風味で甘く感じるそうである。そういう意味では、黄身の色を出す素材によっては味は大きく変わる。

このように餌に何を食べさせるかで黄身の色や風味、成分などは大きく変わる。ちなみに輸入コーンを使わず、国産の餌を１００％食べさせているたまごはごく薄いレモンイエローだ。それどころか、最近話題の、飼料用のお米を食べさせたたまごは白色に近い。味もまったく違い、色が淡いほどあっさりした感じで、別のおいしさがある。「米卵」というような表記があればぜひ買って普通のたまごと味比べをしてみることをお薦めする。

僕のお薦めは青森県藤崎《ふじさき》町で養鶏を営んでいる「トキワ養鶏」のその名も「こめたま」。その名の示す通り、餌の約7割を飼料用のお米で構成している。ここまでくると味わいは通常のたまごと大きく違い、実にあっさりしつつ風味はしっかりとあり、日本食の出汁《だし》のような印象がある。

数年前、銀座のシャネルのビル最上階にあるレストラン「ベージュ　アラン・デュカス　東京」の食材アドバイザーをしていたとき、こめたまを当時のシェフのジェローム氏に試食させたところ、「ケンジ、このたまごはライスの味がする！」と興奮していた。彼のお気に入り料理には、「玉子のココット」という、手のひらサイズの小さな鉄鍋を熱して、クルトンやトリュフにたまごを入れ、半熟状態のそれにソースをかけて混ぜて食べるというものがあった。ジエロームはこめたまを気に入り、その味を壊さないためのスペシャル仕様のソースを開発し、振る舞ってくれた。このように、味の違いがわかる人はたまごを餌で食べ分けるのだ。

たまごの味をきちんとジャッジするための方法、教えます

もし、食材としてのたまごときちんと向き合いたいならば、たまごの食べ比べをお薦めしたい。僕はこれまで何度となく、複数のたまごテイスティングをしてきたが、どれ一つとして同じたまごはない。

まずたまごは2時間以上前に冷蔵庫から出して常温に戻す。生の状態ですべてのたまご（2～3種でも十分）を白い皿に割る。黄身を中心に、盛り上がった卵白（濃厚卵白）と水のようにサラッとした卵白（水様卵白）に分かれている。横から見て濃厚卵白がどれくらい盛り上がっているかが鮮度のある程度の指標になるが、正確にはハウユニットという値（たまごの質量と濃厚卵白から求められる、鮮度や品質の目安となる数値）を測定する必要があるのでここでは割愛する。まあ鮮度がよさそうかどうかということを目視するくらいに考えよう。

次にスプーンで水様卵白をすくって吸い、舌の上に行きわたらせて水を含んで口をゆすぐ。

瞬間、砂糖水か！　と驚くほどの甘さが口の中に拡がるので、その残り香を味わう。ここで生臭さなどを感じる場合、要注意だ。親鶏の飼育環境が悪いか、ストレスなどで体調が悪いか、もしくは餌の匂いが移っているなどが考えられる。どれにしても評価をよくするものではない。

そして黄身を包む卵膜の強さを確かめてから割り、黄身を舐める。油っぽい味、濃い味、淡い味、匂いなど様々な個性があるが、餌の中身がここに反映される。動物性のたんぱく質を餌に与えているものはコクがあるが臭みも強くなる傾向がある。逆に植物性の餌が多いと軽やかであっさり味に。コーン中心だとこっくりした味になり、自然養鶏に近い青草中心の餌だとリーンでさわやかな味わいになる。余裕があれば固茹で玉子にしたものも、生の味と比べながら食べてみるといい。

こんなふうに食べ比べると、たまごには固有の〝匂い〟があるということに気づくと思う。さわやかな後味のたまごもあれば、生臭いたまごもある。匂いは餌からくるものと、親鶏の体調や暮らす環境から取り込まれる匂いなどがあるのだが、大手養鶏業者の社長さんからこう聞いたことがある。

「今のたまごは無味無臭だよ。昔、鶏は一家に数羽いて、土の中の虫や残飯を食べてたから、毎日違う匂いと味がしたもんだ。いまは餌が穀物だから、似たり寄ったりだ」

ふむそうか、とも思うけど、それでも卵は商品によって味が全然違う。僕はけっこうな回数、たまごの食べ比べをしてきている。多いときは10種、20種のたまごを様々な食べ方でテイスティングする。面白いのは、どれ一つとして同じ味わいのたまごはない。鶏の品種、餌の中身、育て方によって大きく味は変わるのだ。興味のある方はぜひ試してみてほしい。

「たまごは物価の優等生」ではない！　いまやおいしいたまごの危機なのだ

よく、「たまごは物価の優等生」と言われる。様々な物価が上昇する中、常に10個1パック200円前後という安さを維持しているからだ。けれどもこれは大きな勘違いである。実際には単にスーパーや外食産業が「安くしろ」という圧力をかけて、安値安定になっているに過ぎないのだ。

いま日本全国にたまごの生産者が何戸あるかご存じだろうか？　ちなみに総農家戸数は25３万戸（平成22年農林業センサス）だ。僕が講義をしている大学の学生に同じ質問をしたら「総農家戸数の10％くらい？」と答えた。つまり25万戸ということか。

正解は……。

なんとたったの約２６００戸（平成26年2月）！

つまり総農家戸数の約0.1％というわけだ。

零細規模の養鶏農家がほとんどだった昭和の初期から、だんだんと競争が始まって合理化と大規模化が進んだわけだ。「物価の優等生」と呼ばれる価格の安値安定は、大規模化によるコスト削減のたまものなのである。

そして、いまのたまご業界は本当に「物価の優等生」という言葉が成り立たなくなりそうなのだ。

次のページの図を見てほしい。これは2014年6月、たまごに関わる団体が出した意見広告だ。「卵の未来を、助けてください。」というタイトルで、たまごの価格が実は昭和20年代よりも安くなっていることが書かれている。たまごの卸売価格は昭和28年に224円だったのに、2012年の平均価格は179円と、むしろ安価になっていたのである。

しかしいま、餌となる穀物は世界的に高騰しているので、畜産の飼料を輸入に頼っている日本の飼料価格は軒並み高くなっている。10年前の1.5〜1.8倍になっているのではないだろうか。そして皆さんもご存じの通り、光熱費も上がっている。現代の養鶏には電力が欠かせないので、エネルギーコストはシビアである。

また、2014年に熊本県で鳥インフルエンザが発生したが、あのような伝染病の脅威が現代養鶏にはつきまとう。したがって、病原菌を生産設備に入れないための設備投資や人的な労力がこれまで以上にのしかかってくる。このようにすべての生産コストが確実に以前とは比べものにならないほど上がっているのがおわかりだろう。

それなのに、スーパーなどの圧力によって、たまごの店頭価格は下がるか横ばい。この安値が続くと、厳しい衛生管理を維持することができませんよ、ということをこの意見広告で謳っ

ているわけだ。生産者の我慢も限界ということだ。

この広告の中で「卵が生で食べられない。そんな時代を阻止したい。」という言葉がある。冒頭で述べたように、日本はたまごを生で食べる習慣を持つ珍しい国だ。なぜそれが成立しているかというと、サルモネラ菌などの発生を可能な限り抑制する、清潔さを保つ生産と流通のシステムが確立されているからである。

ちなみにたまごの賞味期限をご存じだろうか？　実は産卵日を起点に21日、つまり産んでから3週間とされている。この賞味期限の根拠は、たまごの中に食中毒を引き起こす可能性のあるサルモネラ菌が存在していたとしても、ここまでならば爆発的に増殖することはなく大丈夫という日数から算定されている。これは養鶏に関わる団体が徹底的に試験をして出した結論で、平成22年から順次運用されているルールだ。

3週間とは意外に長いじゃないか、と思う人も多いだろうが、これは消費期限ではなく「賞味期限」であることに注意。つまり、この期限を過ぎても食べられる。というのは、生食できる期限として21日が定められているだけで、加熱して食べるのであればもっと長いこと保たせることができるのだ。ちなみに海外では、生で食べるということをしないのが普通なので、もっと賞味期限が長いところが多い。だから日本のたまごをみて「なぜ冷蔵までしているのにこんなに賞味期限が短いのか」と疑問をもつ人もいるようだが、そんな場に巡り合ったらぜひ「これは生で食べられる期限だ」と教えてあげてほしい。きっと目を丸くして驚くに違いない。

脱線してしまったが、これほどまでに高いレベルの賞味期限を誇る日本のたまごが、危機を迎えている。これ以上たまごの価格が下がってしまったら、産卵日から21日間は生食が可能という、世界に誇ることができる賞味期限も改定せざるを得なくなるだろう。高品質を維持するためのコストを削るしか、低価格を維持する方法はないからだ。

消費者がたまごにできること

先の意見広告はそれなりの反響があったようなのだが、僕はあの広告をみてちょっと疑問に思ったことがある。というのは、消費者があの広告をみてショックを受けて、卵業界のために何かしたい、と思ったときにどうすればいいのか、ということだ。その答えがまったく用意されていないではないか。

何かしなきゃ、とにかくたまごを買い支えよう！　と普通に売場にあるたまごを購入するだけでは、なんの意思表示にもならない。例えば２００円前後の安い通常卵がたくさん売れたとしても、スーパーなどのＰＯＳデータを見た人は「安いたまごが好調に売れているから、どんどんこの価格を維持していこう」と判断してしまうのだ。結果、安さを助長することになるだろう。かといって、高いたまごを毎日買ってくれというのも不毛な話だろう。いま、貧困の問題がクローズアップされていることもあるのだから、たまごは高くなればいいと言うと袋だたきに遭いそうだ。

だから、現実的な解として提案したいのが、「たまごをＴＰＯ別に食べる」ということだ。どういうことかというと、まず先に提示した「食べ比べ」を家庭や、仲間たちと一緒にしてみてほしい。友人家族をまきこめば、10種くらいのたまごはすぐに集まるだろう。

生で、茹でて、玉子焼きにして、などすると、それぞれの場合のマイ・ベストたまごがそれぞれわかるはずだ。それがわかるだけで十分だ。これによって、「玉子焼きをするには○○卵、玉子かけご飯にするなら△△卵がいいな」というように、目的別のたまご選択をすることができるようになる。そうなると、いろんなグレードのたまごを選択するということにつながる。

「たまごにそんな差なんてないでしょう⁉」

と思う人もいるかもしれないが、そんなことはない。たまごにはどれ一つ、同じ味のものがない。鶏の品種や餌の中身、育て方によってまったく違う味わいになるのがたまごというものなのだ。

人気グルメ雑誌「dancyu」の２０１０年5月号のたまご特集で「本当に『旨い卵』を探す」という特集ページを監修した。これが実に面白い体験だった。ミシュランの星つきである「懐石 小室」の小室光博さんに、イタリア料理の気鋭「ＰＲＩＳＭＡ」齋藤智史シェフという、とびきりレベルの高い料理人2人と僕、そして編集部で20種類のたまごをえんえん食べ比べたのだ。先に書いた方法で生と茹でをテイスティング。気になったたまごは玉子かけご飯にして食べるという、まさに〝たまごマラソン〟。

何が面白かったかというと、料理人2人の感覚と僕、そして編集部の感覚が違うということだ。小室さんと齋藤さんは料理に使う視点から選んでいたと思うが、彼らが「佳い」と表したたまごは実にクリアな、淡麗にして美しい味わいのたまごが多かった。それらのたまごの生産者が鶏に与えている餌は、自家配合または指定配合といって、自分たちで吟味した餌が中心となっていた。特に、齋藤シェフはお父様が養鶏をしていたということもあって鋭い眼を持っており、「これは大規模養鶏で作られたたまごだね、僕は味見もしたくない」と見ただけで見抜いたりしていた。そして編集部はどちらかというと、パンチのきいた、ネットリとした味わいのたまごが「佳い」という。玉子かけご飯にしても、玉子焼きにしても、味わいと香りがバンと押し出てくるようなものがいいという好みだったのだ。そうした生産者が鶏に与える餌には、魚粉やカボチャなど、味わいや色にパンチがきいたような配合飼料が多かった。そして、僕の好みはその中間というところ。高級な料理店やレストラン、自宅の食卓といったTPO、そして料理の中身によって好まれるたまごに違いがあるのだということを実感した体験だったのである。

そんなに違いが大きなたまごなのに、どうしてみな10玉200円のたまごばかりを買うようになってしまったのか。僕が強く思うこと、それは「たまごはコモディティ（消費財）になってしまった」ということだ。消費財というのは例えばトイレットペーパーのようなもので、スペックよりも価格だけが購入を決める判断基準となりがちなものだ。たまごに味の違いがあるということが理解されない限り、スーパーで売っている一番安いのでいいや、ということになってしまう。

けれども、たまごに味の違いがあるということが明白になれば、安さばかりの選択でなくなる可能性があるわけだ。

「今日は玉子焼きだから、香りのしっかりしたたまごが欲しい」

「繊細なパンケーキを作るから、くさみのない綺麗な味のたまごがいい」

「玉子かけご飯用に、パンチのきいた黄身のたまごを食べたい」

というように、料理方法や欲しい味わいにピッタリなたまごがあるはずなのである。いまは、どんな料理も10玉パックのたまごで作っているというのが実情だろう。そこからぜひ一歩、進んでみてほしい。

そのためにも、僕はあらゆる人にたまごの食べ比べを薦めている。もちろん、やってみた結果、一番安いのがいいということになれば、それはそれでいいことだと思う。

まずは本書の読者の皆さんがたまごの食べ比べをしてくれることを願う。

第5章　ハム・ソーセージ——それ、本当に「肉」ですか？

日本のハムソーがあまりおいしくない理由

この日本には、素晴らしい食文化と郷土のたべものがある一方で、非常に残念なたべものも多く存在する。その一つがハムやベーコン、ソーセージといった豚肉加工品である。日本の食肉業界ではこれらを「ハムソー」と呼ぶ。

僕が中学生の頃、英語塾の先生がカリフォルニア土産に、真円形にパックされたハムをどかーんと買ってきてくれた。それを切り分けて食べて心底驚いた。これ、豚肉と塩の味がする！日本のハムのうすぼんやりした味とは違い、ビシッと主張する塩味に、食感からきちんと肉の繊維が感じられる食べ応えのあるハムだった。そのとき初めて、ハムやソーセージは豚肉からできているたべものなんだ、という実感が湧いたのだ。

大人になってから海外、特にヨーロッパへ行くと、ホテルの朝食ブッフェではハムや薄切りにしたソーセージ類がコールドミートのコーナーに並び、ベーコンはカリカリに焼かれている。それらを食べて「あれ、日本のと違う」と思った経験はないだろうか。何が違うのかを説明するのは難しい、けれども総合的な味わいがどうも違う。一言で言えば明らかに「肉の味がする！」し、「肉の食感がある！」のである（もちろん安いホテルでは違うかもしれないけれど）。

フランスやイギリスのハムやベーコンは、豚肉を塩漬けし、適度な味になるまで塩を抜き、それを燻製《くんせい》にしたりボイルしたりしたもの、というのがはっきりわかる。それと比べると日本のベーコンはカマボコか？　と思ってしまうものが多い。これは気のせいではないようだ。古くから肉を長期間保存し、おいしく食べるための知恵を蓄えてきたヨーロピアンのハムソー文化は、やはりいまもその美学を持ち続けているのだろう。何より、それを食べる生活者の舌がきちんとしていて、ヘンな製品が出回ることを嫌うのではないだろうか。

対して日本でホンモノのハム、ベーコン、ソーセージに出合うことのなんと少ないことか。スーパーで売られているペラリと薄いハムをサンドイッチにしても、肉を食べているという感覚をあまり感じられない。カリカリのベーコンを焼こうとフライパンで時間をかけて焼いても、縮んでいくばかりでいっこうにカリカリにならない。ウインナーからは、どうにも肉以外の味が強くする。日本のハムソーは何か変な味と食感がするのだ。

だいいち値段がおかしい。国産豚肉の店頭価格は、ロースのスライスが１００gで２００円はする。対してハムの価格は1パック36gで約80円。原料が安価な輸入冷凍肉であったとしても、豚肉を使い、手をかけて付加価値をつけたはずのハムソー商品が、なぜか国産豚肉のグラム単価と同じくらいの値段で売られているのである。原料に様々な加工を施しているならば値段が上がってしかるべきなのに、どうして安く売ることができるのだろう？

実は、日本のハムソー類は、きちんと選ばない限り、買った方が損をする商品になってしまっているのだ。

〝ハムソーはみずもの〟の意味

「1kgの豚肉をハムに加工すると、最終的にどれくらいの重量になるか？」

この質問の答えをご存じの方も多いだろう。一般的には、

「1kgの豚肉が、1.2kgのハムになる」と言われている。

なんだそれは⁉　生の豚肉を加熱したりするのに、なぜ2割も増えるのか？

答えは「インジェクション」と「タンブリング」というキーワードだ。ハムやベーコンは肉を塩漬けにするが、ただ塩水に漬ける方式だと、大きな塊肉の細胞に塩分が浸透するまで数日間もかかってしまう。これを短縮するため、生け花に使う剣山《けんざん》のようなすごい注射器で、内部に直接、「ピックル液」と呼ばれる塩水をブシュッブシュッと注入するのがインジェクションという行為である。

ちなみに、しばらく前に赤身ばかりの牛肉に牛脂を注入して霜降り加工した「牛脂注入肉」

が話題に上った際に、その注入の方法を同じ「インジェクション」と呼んでいたので、そちらを連想する人も多いだろう。しかし、もともとインジェクションは塩漬けのために用いるのが本道。牛脂注入の方が歴史は浅い。

さて、インジェクションで局所的に注入したピックル液は、そのままだと肉全体になじまない。そこで、内部に均等に浸透させるため、タンブラーという遠心分離器のような機械で真空状態にして回転させる。洗濯機の脱水機能のような感じだ。この工程を「タンブリング」という。そうすると、塩水につけるより速く、肉の細胞内に水分と塩分がまんべんなく吸収されて落ち着く。こうしてピックル液がインジェクションとタンブリングされると、その分、肉は重くなる。肉はスポンジのようなもので、水を吸うのだ。料理番組で中華料理の手順をみると、よく細切りにした豚肉や牛肉に、酒や醤油、サラダ油、片栗粉などをまぶしてしばらく置いておくことがあるだろう。これは肉に水分を吸収させ、柔らかくするためだ。インジェクションは原理的にはこれと同じ考えといえる。しかし、ハムソーにする場合、その後に加熱することによって肉から水分が抜けてしまう。そこで頭のいい人が面白いことを思いついた。ハムやベーコンは重量で値段が決まる。重けりゃ重いほど高くなるわけだ。ピックル液は水分だから抜けちゃうので、抜けないものを注入してしまえ……、と。

でも、抜けないものとは何だろう？　肉はたんぱく質である。だったら安価に使えるたんぱく質である大豆や、たまご由来のたんぱくならばなじみそうだ。しかし塩水に混ぜて注入しても、それだけだと肉から流出してしまう。そこで肉の保水性を上げるはたらきを持つリン酸塩という添加物も混ぜる手法が見出された。リン酸塩を添加することで、肉の内部で大豆やたまご由来のたんぱく質が肉の細胞となじんで固まり、あたかも肉であるかのようにふるまってくれる。それゆえ、1kgの肉が1.2kgくらいに増量できてしまうのだ！　先の僕の疑問、なんで豚肉価格とそう変わらない値段でハムソーを提供できるのかという問いに対する一つの回答がこれである。

リン酸塩による魔法がすごい！

インジェクションによる増量のトリックはだいたいおわかりいただけたと思う。ここでとても重要な役割を果たしているのがリン酸塩のほか、亜硝酸ナトリウムという添加物だ。一般的な価格で販売されているハムソー製品の裏面表示をみると、ほぼ必ずこの双方が書かれていると思う。どちらもハムソーを製造する際に使用することが許可された食品添加物だ。

亜硝酸塩（または硝酸カリウム、硝酸ナトリウム）は、発色剤や防腐剤として使われる。ハムの色は通常鮮やかなピンク色だが、あの色をつけるのが亜硝酸塩だ。肉の細胞中のミオグロビンと結びついてあのピンク色が生じる。そして、亜硝酸塩にはもう一つの役割がある。強力な殺菌作用だ。ハムソーを製造する際に最も怖いボツリヌス菌を抑制する作用があるのだ。

この亜硝酸塩は、安全性に関しては注意を喚起しなければならない存在で、体内に摂取された後、体内にある物質と反応することでニトロソアミンという発がん性物質を生じる可能性が否《いな》めない。そこで、ハムソーの製造時には厳しい基準があり、亜硝酸根としての残存量が1kgあたり0・070g（70ppm）以下になることと定められている。だから、この基準を守っている限りは安全、といわれている。

一方のリン酸塩はもっと興味深い。本来は重合リン酸塩というグループであり、ピロリン酸四ナトリウム、ポリリン酸ナトリウム、メタリン酸ナトリウムというようなリン酸塩がある。なんとこれらは使用量の制限がない！

リン酸塩についてハムソーメーカーの内側にいる人に話を聞くと、「あれは魔法の添加物です」という言葉が返ってきた。

「日本ではソーセージを作る際、挽き肉にリン酸塩と亜硝酸塩を入れます。リン酸塩は肉を結着させる力と保水力を持ちますが、本当はこんなものは必要ないはずなんです。ドイツやフランスでは昔、温《おん》と体《たい》方式といって、と畜をしたあとの豚肉がまだ温かいうちに加工肉の処理をしていました。よく村人が集まって、庭で豚をと畜をして、すぐに大勢でソーセージやハムを造るというのが行事だったわけです。と畜をしたての肉にはアデノシン三リン酸という成分が活きているんです。そう、天然のリン酸化合物です。これが作用するので、人工的なリン酸塩を入れなくても結着するし、保水もしてくれるんです」

なんと、そういうことだったのか！　それで合点がいった。日本の大手のソーセージに必ずリン酸塩が使われているのは、どこでもいったん冷蔵・冷凍した肉を原料に使っていたからなのだ。一度冷やしてしまった肉は結着力が弱まる。しかも安いソーセージの原料は輸入中心の、冷凍の質の悪い肉が多いだろう。それでは、塩を入れて練っただけでは結着しない。リン酸塩を混ぜなければソーセージにならないということなのだ。つまり、日本では「リン酸塩をたっぷりいれなければまとまらないような豚肉を、ソーセージにしている」ということなのである。

「最近ではドイツでも大手メーカーが安いソーセージを出していて、リン酸塩を使った酷《ひど》い商品が出回っています。価格競争するならばリン酸塩が必須なんですよ」

これが日本のハムソーがおいしくない理由なのである。ちなみにハムソーだけじゃない。鮮魚売場に置いてある冷凍エビや茹でエビのトレイの裏側に貼っている表示を見てほしい。きっと「リン酸塩」は書いてあるだろう。安いエビのプリプリ感は、リン酸塩によって人工的に造られたものなのだ。もちろんリン酸塩は食品に使用していいと認可された添加物だから、安全性や、コスト削減しようとするメーカーを非難するいわれはない。僕もそういう点において非難するつもりはサラサラない。しかし……。

僕は「そういう商品はおいしくない」のが気にくわないのである。安いベーコンはいつまで焼いてもカリカリにならない。ハムやソーセージからは変な匂いがする。当たり前だ、肉以外のものがたっぷり入っているのだから。例えば肉を100g使ってウインナーを作ると、燻製で加熱したときに水分が抜けて、85gに減ってしまう。そこにリン酸塩を混ぜた大豆たんぱくや卵たんぱく、海藻パウダーといったたんぱく質を入れると、95g程度にできるという。もしその大豆たんぱくや卵たんぱく、海藻パウダーといった増量目的のものが入ることで、ソーセージの味わいがググッと素晴らしいものになる！　ということならば歓迎する。でも、そうはならない。この原稿を書く際にも様々なウインナーを取り寄せ、スーパー店頭で買った安いウインナーと食べ比べをしているけれども、やはり値段は味の差だといえる。ドイツで修業してきたという職人が作るウインナーは、豚の肉を食べているという実感が強いものだった。しかし安いウインナーは、あまりにプリンとした食感、肉とは違う何かであろう、と感じてしまうものだ。少なくとも肉だけのものよりおいしい、とは思えなかった。

ハムの場合は、先に書いたように、タンブラーという機械で回してタンブリングする。ピックル液にかけて塩を浸透させると5日かかるところを、タンブリングすると数時間で完了することができる。そしてこのときにリン酸塩とたんぱく類を入れた、ドロドロの液体を使う。そうすると例の「1kgの肉でハムが1.2kgできちゃう」が実現するのである。

……と、ここまで僕は、「1kgの肉が1.2kgに」と書いてきた。しかし恐ろしいもので、どうやら最先端のインジェクション液を使うと、1.2倍どころか1.5倍以上になるのだそうだ。「以上」とぼかしたのは、情報ソース秘匿のためだが、数字を聞いたらきっとビックリすると思う。

「ハムソーメーカーにインジェクション液を納品する業者さんは、化学のエキスパートが集まった会社なんですよ。そこで、肉に馴染んで脱落しない、ものすごい液体を開発しているわけです」

正しくおいしいハムソーを食べるために

では、こうした水増しをせずに造られていておいしいハム・ベーコン・ソーセージをどうしたら食べられるかという話をしよう。まずは裏面表示をみて判断をする癖をつけることだ。僕はこの記事を書くにあたって、確認の意味を込めていくつかのスーパーを回った。

安売りスーパーに並ぶ大量のハム・ベーコンの裏面に、リン酸塩と「大豆・卵由来の成分」と書かれていないものはなかった。つまりすべてインジェクションしていると考えてよいということだ。大手スーパーの店頭に行くと、価格が最も高い（１００gあたり３００円程度の）製品が2~3種類あり、これは裏面にリン酸塩やたんぱく類の表示がなかった。高級スーパーと呼ばれるこだわり系の店舗では、３分の1程度がきちんとしたハムソーだった。ただし、味付けにアミノ酸液やたんぱく加水分解物などはぶち込まれていた。

ということで、結果的には「高い商品」にまともな製品が多いということになる。こう言うと「やっぱり一部の高所得者しか、いい商品を買えない」というようなことを言う人もいると思うが、そういう格差問題にするのではなく、もともと肉という安価でない原料を加工した食品が、そんなに安く買えるはずがないと理解すべきではないだろうか。

僕はなにも、すべてのハムソー類が正しい商品になるべきだと言っているわけじゃない。僕も、カレースタンドで1枚250円の激安トンカツをトッピングしてカツカレーを食べたりする。そんなに安いトンカツができるわけないとわかった上で、のことだ。どう考えても「正しいトンカツ」ではないだろう、極厚ハムカツのサンドイッチなんかも大好きだ。それらは、そういうカテゴリーなんだと納得ずくで食べるようにしている。僕が言いたいのは、「わかった上で買おうね」ということである。知っているのといないのとでは大きな違いがあるだ。安いハムソーを買うということは、実は豚肉ではなく水や大豆、卵由来のものを買っているのかもしれない。それは結局のところ「安くてお得ではない」ということだと思うのだ。

まっとうな原料から造る中津ミートのハム・ソーセージ

神奈川県の橋本駅から車で30分程の場所に「中津ミート」という会社がある。ここは、首都圏の生協や有機宅配の大地を守る会、らでぃっしゅぼーやの会員であればそのカタログで目にしているはずの、ハム・ソーセージ・ウインナーを販売しているメーカーだ。我が家でもホットサンドを焼くときのハムは中津ミートのものであることが多い。シンプルながらしっかりした豚肉の味わいと燻煙のほどよい香りが気に入っているのだ。

この会社の素晴らしいところは、素材である豚の生産もグループ会社でやっているということだ。中津ミートから10分ほど走った先にその養豚施設がある。最近の養豚場では防疫の観点から入場が厳しくチェックされていて入ることはできないのだけれども、中津ミートの代表取締役である松下憲司さんに案内していただいて近くまで歩いて行ってみたことがある。すると驚いたことに、養豚場に近づいてもまったく特有の匂いが漂ってこないのだ！

「微生物たっぷりの床材を敷いた上で豚を飼っているからでしょう。裏山の土にいる微生物を増殖させて、床に撒くんです。そうすると匂いがしなくなります。しかも豚の成長もよくなって、健康になるんですよ」

ここで育てている豚は通常豚に多いＬＷＤという三元交配豚なのだが、この掛け合わせはハムやベーコンのために理想的な、長い体軀になる豚だ。この豚に与える餌は遺伝子組み換えでない原料である。

「しかもうちは、とっても贅沢《ぜいたく》な間取りで豚を飼っているんです。一般的な養豚場の倍くらいの、1頭あたり1・36平米という面積です。だからストレスが溜まらないんでしょう、とってもいい肉質になってくれます」

これはとても重要なことだ。豚はとっても臆病な生きものなので、ストレスに弱いデリケートさを持っている。不快な環境で育てるとホルモンバランスが崩れ、肉質が落ちてしまう。おいしい豚に育てるには、快適な環境が必要なのだ。

極めて少ない裏面表示に〝本物〟をみた

さて、養豚場から工場へと戻り、白衣に着替えて厳重にホコリなどを取って製造現場に入らせてもらう。素材倉庫にいくと、たくさんの豚の枝肉がぶら下がっている。さきほどの養豚場で健康に育った豚さんたちが食肉処理施設でと畜された後、まだホカホカと湯気を上げている状態でこの工場に運び込まれる。これが先にも説明した「温と体」だ。中津ミートではこの温と体も使ってウインナーを作っている数少ないメーカーなのだ。

原料の豚肉に、塩や香辛料などの調味料を混ぜてミキサーで撹拌《かくはん》し、ドロドロの「ペースト」にする。このペーストを腸詰め機を使ってウインナーの皮となる「ケーシング」に注入し、適度な長さでキュッと縛ってウインナーの形を作る。これを燻製機に入れて、加熱しながら桜のチップで薫り高く燻《いぶ》す。燻製が終わって出てきたウインナーをみると、燻製前のピンク色のペーストが、煙をまとって茶色に色づいたおいしそうなウインナーに変わっている。このままパクリと食べてしまいたい欲望にかられてしまうできばえだ。

こうしてできたウインナーを、社員さんの休憩室でいただいた。羊腸を使ったウインナーはプチン！　と心地よい歯ごたえで皮の食感が愉しく、そこからはプリンとした食感で歯が通っていく。温と体から造ったペーストのせいか、実にぷりぷりした食感にまろやかな味わいで、バランスがよい。

「安いウインナーだと、味が濃くて最初の一口はおいしく感じるんですけど、1本食べたらもういいやとなることが多いんですよね。けれども、うちのは何本でも食べられるとよく言われます」

うん、それはよくわかる。中津ミートのウインナーは豚肉・水・塩・粗糖など最低限のものしか入っていないので、最初から最後まで肉っぽい。だからお腹は一杯になるのだけれども、嫌味がないのでたくさん口に運んでしまうのだ。

ハムとベーコンもいただいたのだが、その製品の裏面表示をみて、中津ミートがどんなに潔いもの作りをしているかを目の当たりにした。そこにはこう書かれていたのだ。

名称　無塩せきハム

原材料名　豚ロース肉、塩（伊豆大島産）、粗糖（種子島産）、香辛料

こう書かれていた、というより「これしか書かれていなかった」という方がいいだろう。ぜひスーパー等で、安く売られているハムの裏面を見てほしい。おそらく10種以上、いや、ものによっては20種近くの様々な物質の名前が書かれているはずだ。それに対して中津ミートではたったの4種。ちなみに「香辛料」と書かれているのはブラックペッパー、シナモン、クローブ、ローレルだそうだ。ベーコンやソーセージの裏面も基本的には同じ。

品質のよい豚を生産し、フレッシュなうちに加工したハムソーは、基本調味料だけでおいしいものができる。これこそが、本来的なハム・ソーセージなのではないか。佳い作り方をしたものはおいしい。読者の皆さんも、原材料名を意識して、佳いハムソーを製造しているメーカーをぜひ見つけてほしい。

第6章　惣菜――食卓の救世主となり得るか？

肉の味がしないメンチカツ、柔らかすぎるトンカツの真実

僕はふだん、可能な限りできあいの惣菜を買わずに家で料理をして食べるようにしている。理由は簡単で、素材が何で、調味料や添加物に何が入っているのかをすべて把握した上で食べたいからだ。しかし、スーパーやコンビニに並んでいる惣菜には、そうした情報はついていることがほとんどない。小売に並ぶパッケージ化された惣菜には裏面表示に原材料名を記載することが義務づけられているが、対面で販売される惣菜類はその限りでない。

しかし、たべものの仕事をしている以上、リサーチもかねて、様々なメーカー、ブランドの惣菜を口にする。もちろんピンからキリまであるので、佳いと思うものもあれば、これは二度と食べたくないというものまで様々だ。

その中でも、これは酷《ひど》いと思ったのが、とある大手コンビニチェーンが店頭の保温ショーケ

ースに並べるメンチカツだ。通常は薄い楕円形に整形するところ、丸い形でカリッと揚げている。写真を見ると肉汁がしたたってジューシー。160円程度と買いやすい価格で、つい列に並んでいるうちに食べたくなって注文してしまった。店員がショーケースから取り出し、ソースの小袋とともに紙に包んで渡してくれる。熱いうちに食べなければ実力を判断できないだろうということで、店を出てすぐ、まずはソースをかけずにそのままかぶりついた。ガリッと強い食感の衣を噛んですぐ、期待していた通りに口の中にジュワッと汁がほとばしる。

が、しかし！

おいしくない！　いったいこの味は何だろう？　肉汁というより、あらかじめ噛んだときにジュッとなるように仕込まれた、肉の味のする液体という感じだ。しかも、明らかに舌触りがおかしい。メンチカツに使われるであろう、豚や牛の挽き肉とは明らかに違う、ザラッとした食感がする。それが、どう味わっても肉ではないということがよくわかってしまうのだ。もちろん、油も酸化していて、嫌な風味がする。

心の底からまずいと思うとともに、これはおかしいと感じた。こんな味では、食べ盛りの学生であろうと、塩分や油分を欲する肉体労働者であろうと、おいしいと思わないはずだ。そう思って、付属しているソースを使っていなかったことを思い出した。メンチカツの大きさに比べると分不相応なまでに内容量の多いソースを全体にビタ一ッとかけてメンチカツを再度かじる。そうすると、ソースの強い味と香りで先ほどの嫌な匂いや舌触りが気にならなくなった。

ああ、これはちゃんと設計された商品なんだな、と思ったのだ。

このメンチカツにソースをかけずに食べたとき、なぜおいしいと思えないのかを考えたのだが、すぐに結論がでた。このメンチカツは、おそらく普通の人々がメンチカツといったときに思い浮かぶ素材である「肉」をあまり使っていないのだろう、ということだ。僕がおかしいなと思った、舌にザラッとまとわりつく食感は、豚肉ではなく植物性粒状たんぱく、略して植蛋《しょくたん》であるはずだ。植蛋は、書いて字のごとく、植物性のたんぱく質を粒のような形に加工した食品である。植蛋の原料は、油を搾った後の大豆や、小麦である。どちらもたんぱく質を豊富に含んでいることが共通している。よくベジタリアン（菜食主義者）向けに売られている大豆ミートなるものは、同じ原料を固形化したものだと考えればいい。動物性と植物性の違いはあれど、肉を構成する主要素であるたんぱく質と組成が似ているので、噛みごたえなどは肉に似ている。だから惣菜において、肉の代用品として多くのメーカーが使っているものなのだ。

惣菜商品を開発する仕事に就いている友人に聞いたところ、「メンチカツに植蛋を使わないメーカーなんてほぼないでしょ」とのことだった。

「冷凍食品や惣菜で価格を下げるためには、正直に肉を使うわけにはいかない。でも肉を減らして野菜を増やしたら、食べ応えがなくなってしまう。でも、植蛋は同じたんぱく質だから噛みごたえだけはごまかせるんだ。その代わり、味までは肉に似せることはできない。そこで、アミノ酸液やエキス類、香料で肉っぽい強い味つけをする。これで肉をあまり使っていないのに、肉っぽい味のメンチカツになるわけだよ」

なんのことはない、そういうことだったのだ。

別に僕は、植物性粒状たんぱくを使った惣菜が得体が知れないので嫌だ、危険だ、と言っているわけではない。そうではなくて、消費者がなんとなく「この料理には○○が使われているはず」という前提でいる隙を突いて、代用品で味を作り、安くしていることが問題だと思う。

「なぜ？　消費者が食べたいけれども、普通に作ったら高くなってしまうものを、安く提供できるからいいじゃないか」

と言う人もいるかもしれない。けれどもそれでは、まっとうに作っている商品が売れないではないか。コンビニで売られる160円のフェイク品ともいえるメンチカツの横に、肉だけで作った280円のメンチカツが並んでいても、財布の中身を気にする人は160円の方に手を伸ばすだろう。その二つのメンチカツには大きな違いがある。けれども、その違いは消費者に伝えられないままなのだ。

同じようなことが豚肉にもいえる。ハムソーの章で書いた通り、豚肉は水物といわれ、インジェクション技術によって水太りされたものが様々な用途に使用される。国産のトンカツ用豚肉が1枚で300円以上するのに、衣をつけてカラッと揚げる調理までしたトンカツ商品が1枚300円弱で食べられるのはいったいなぜなのか。もちろん、大豆たんぱくや卵たんぱくをインジェクション注入されているから、増量されて安くなっているのだ。そうした豚肉は針を刺すことで肉の繊維が切れ、かつ水太りしているわけだから、柔らかいトンカツに仕上がる。柔らかいもの好きの日本の消費者からすれば「このトンカツ、柔らか～い」と嬉しがるはずだ。また、アミノ酸液も打ち込んでいるだろうから、そのトンカツには最初からいいお味がついている。本来の豚肉とは違うお味が。

「おにぎり商品の人気トップになるツナマヨネーズ（ツナマヨ）も酷いものですよ。ツナってマグロのことですけど、原料となるキハダマグロは高いので、カツオを使っているケースも多い。いちおうカツオでもツナと表記していいんですね。それでも安くはないので、いかにして固形物をごまかすか。ジェルっぽい増粘多糖類を足したりして、味の濃さも満足するようにアミノ酸液を加えます。いかにツナを少なくするかという知恵をみな絞って、すごいものをおにぎりに入れてツナマヨと謳って売ってますね」

というのは先の友人だ。

もちろん、冷凍食品メーカーや惣菜メーカーの大手は、変なことをしたらすぐに社会的信用をなくすので、あまり変なものを入れるようなことはしないものだ。しかし、安値で勝負をかけなければならない中堅どころはこうしたフェイクに心血を注いでいるという。本来使うべき原料を抑え、安い代替品で水増しする。あのミートホープ事件は、そういうことが行き過ぎて起こったのではないか、と首をかしげたくなる。

惣菜市場の拡大と、見過ごされている事実

僕が惣菜についてどう思っているかなどとは関係なく、惣菜はその規模が年々増大している有望市場だ。日本惣菜協会が出している惣菜白書によれば、２０１４年の市場規模は９兆円を超えた。２０１１年は８兆３５７８億１９００万円だったので、堅調に市場が増大していることがわかる。それに反比例するように縮小しているのが外食市場だ。こちらは08年に24・４兆円、10年には23・６兆円となっており、緩やかに減少している。外食から中食へ、という流れは10~20年という長期にわたって続いている動きなのだ。

ところで、惣菜とは何を指すのか、きちんと言える人はどれだけいるだろうか？　調理済みのおかずのみ？　おにぎりや弁当はどうだろう？

まず、厚生労働省が食品衛生規範として決めた「そうざい」と「弁当」の定義は以下の通りだ。

「そうざい」の定義：

通常、副食物として供される食品であって、次に掲げるものをいう。

①煮物：煮しめ、甘露煮、湯煮、うま煮、煮豆等

②焼物：いため物、串焼、網焼、ホイル焼、かば焼等

③揚物：空揚、天ぷら、フライ等

④蒸し物：しゅうまい、茶わん蒸し等

⑤和え物：胡麻あえ、サラダ等

⑥酢の物：酢れんこん、たこの酢の物等

「弁当」の定義：

主食又は主食と副食物を容器包装又は器具に詰め、そのままで摂食できるようにしたもので、次に掲げるものをいう。

幕の内弁当等の〇〇弁当、おにぎり、かまめし、いなりずし、その他これに類する形態のもの及び駅弁、仕出し弁当等。

※以上は「弁当及びそうざいの衛生規範」（昭和54年6月29日環食第161号厚生省環境衛生局食品衛生課長通達）による

これをもとに「日本物菜協会」では、物菜を

①そのまま食事として食べられる状態に調理されて販売されるもので

②家庭、職場、屋外などに持ち帰って、調理加熱されることなく食べられる

③比較的消費期限の短い調理済食品

と定義づけている。例えばコンビニで売っている袋物惣菜（先に登場した、真空パックになって売っているポテトサラダやきんぴらごぼうなど）は「惣菜」、消費期限が長いレトルト食品は惣菜ではない、ということになる。また、ご飯やパン・麵類も「惣菜」とするということになる。

おかずだけというよりも、これら主食と組み合わせた弁当やサンドイッチなども売っていることを考えると、弁当も「惣菜」カテゴリーという認識のようだ。

さて、では消費者はどこで惣菜を購入するのか？　業態別の購入割合を見るとこうだ。

1位　惣菜専門店（33・1％）
2位　コンビニエンスストア（27・4％）
3位　食料品スーパー（24・2％）
4位　総合スーパー（11・0％）
5位　百貨店（4.4％）

市場全体が大きくなっているから、どの業態もここ数年の状況を見ると前々年、前年度よりも増えている。しかしその中でも伸び率が最も大きいのがコンビニエンスストアである。2012年にはコンビニでの惣菜売上高が8兆5136億6800万円（前年比1.9％増）となり、13年も2.4％増の8兆7142億4200万円を見込んでいる。

つまり、日本の消費者は今後、コンビニエンスストアやスーパーなどで惣菜を購入し、家で食べるという購買行動が、ますます当たり前のものになっていくという見通しなのである。

こうした状況に僕はもちろん危惧を抱いている。惣菜がドンドン売れるということは、逆にいえば家で料理をする機会が減っていくということだ。家で料理をするということが当たり前だったのは過去のことになるかもしれない。では家庭での調理機会が減ることの何が心配かというと、消費者が料理をしなくなると当然、生鮮野菜を店頭で購買する機会が減り、惣菜の購買頻度が高くなるはずだ。これを生産側からみると、スーパー等に並ぶ生鮮野菜の販売量が減り、代わりに惣菜用をはじめとする業務用の出荷が増えるということである。

売れる量は変わらないのだからどっちだっていいのではないか？　と思われるかもしれないが、そうではない。通常、A品と呼ばれる見栄えのよいものはスーパー向けに販売され、形が悪かったりするものはB品として業務用・加工用に回ることが多い。スーパーには形の整った生鮮野菜が並び、価格は少々高めとなる。しかし業務用の販売は店頭向けより圧倒的に安くなるのが普通だ。そうして産地は整った形のものから、規格外品と呼ばれる様々なグレードの農産物を売り切る。だが、料理をする文化が消え、店頭での生鮮野菜が売れなくなると、見た目が綺麗で比較的高価格で売られていた部分が消えてしまい、価格のバランスがとれなくなる。これは農業など第一次産業が成り立たなくなるということだ。

そういう供給サイドに対する心配はあるが、実際には様々な社会的要因から家庭内での料理機会は減少し、惣菜の利用が増大している。そうなると、家庭で調理したものではなく、購入する調理済み食品のことが気になってくる。

一般に、惣菜に「簡便」というイメージはあれども、品質がよいとか健康によいというイメージは、それほど付帯していないと思う。調理技術の多くは加熱を伴うわけで、しかも一般生菌数が一定以下でなければならないというプレッシャーが強い現在、安全性を考慮するあまり、栄養分を損失するほどの処理を重ねた食品も多いのではないか、という印象を、僕は持っていた。世の中に溢れる惣菜商品はどれもこれも信用できない、そんなふうに思っていたことを告白する。

しかし、そんな僕でも「これは食べたい」と思うような惣菜を作るメーカーがあったのだ。一見正反対に思える惣菜メーカーを2社紹介したい。

神奈川県・ニッコーの真面目なお惣菜

神奈川県大和《やまと》市に株式会社ニッコーという、主に冷凍食品を作る会社がある。通常品ではなく、生協や大地を守る会など向けに、有機・無添加系の食品を製造する企業だ。僕は大地を守る会の会員なので、同社の商品が宅配カタログの惣菜商品コーナーにいくつも掲載されているのを見てはいたものの、先述の通りあまり冷凍食品のお世話にならないようにしているので、食べたことがなかった。

そんなある日、その大地を守る会の方から依頼があって、ニッコーの工場を取材して記事を書いてほしいという。なかなかない機会なので、引き受けることにした。そして、事前に食べてみないと失礼だなと思い、大地を守る会が取り扱う惣菜の中でもトップレベルの人気を誇るという「ふんわり豆腐鶏肉だんご」を注文して食べてみて、心から降参した。豆腐が入ることで、ゴリッとした肉団子ではなくフワフワした食感になるのが一番の特徴なのだが、僕が感動したのは肉団子製品に特有の「後に残る臭さ」がないことだ。この章の最初に書いたメンチカツのような、本来の原料に由来する味わいではなく、後でつけた嫌な味。あれがまったくないのである。すり鉢で豆腐を崩し、鶏挽き肉と混ぜて揚げてくれたような自然な味わいなのである。大地を守る会は惣菜にも厳密な基準を持っているので、この商品の原料には植蛋や添加物は一切入っていない。参考までにその原材料表示を掲示すると、左のページの図のようになる。

こんなにおいしくてまっとうに造られたお惣菜があったということに、驚きと嬉しさを覚えていた。

そしてニッコーの取材日、僕はのっけから気圧《けお》されていた。駅から車でニッコーの本社兼工場に到着すると、車を降りたとたんに「いらっしゃいませ！」「ようこそ！」と従業員さんが次々に声をかけてくれる。来客に対する挨拶が行き届いてるな、くらいに思っていたのだが、事務所の階段の前に進むと、「ようこそやまけんさん」と書かれたウェルカムボードを持った社員さんたちがニッコリしながら僕を迎えてくれる！　そして階段を上がり戸を開けると、工場内用の白衣とマスクをつけた人が「いらっしゃいませ！」と迎えてくれたのだが、なんとこの方が代表取締役の山﨑雅史さんだった。こんな歓迎のされ方をされると、誰にでもこうやっているのか？　と疑ってしまったが、やがて彼らは心から来客を歓迎しているんだろうなぁ、と確信した。だって、車を降りてから社長さんに会うまでに何回も声をかけられた際、その一人ひとりが素晴らしい笑顔をしていたから。ああ、この人たちは本気で歓迎してくれている、そして、彼らには恥じることがないんだということを思ったのだ。

というのも、取材をしてわかったのだが、ニッコーのお惣菜にはブラックボックスがないのだ。原料となるお肉や調味料はすべて大地を守る会や生協の契約生産者から仕入れるか、または厳密な基準を満たすものしか使わない。取材記事のために工場内に入れてもらったので、僕の意地悪な眼で食材置き場までインチキがないかを探したが、実にまっとうなものであった。保存料や化学調味料の類いはまったく見当たらず、野菜はもちろん大地を守る会や生協の生産者さんからのものが多いが、目の届く範囲で素材を調達するために、なんと本気の自社農場を拓いてしまったくらいだ。

　驚いたのは、野菜を洗うのにほとんどの加工メーカーが使う次亜塩素酸水を使わず、浄

ふんわり豆腐鶏肉だんご
原材料：
鶏むね肉、鶏もも肉、豆腐（大豆、塩化マグネシウム、粗製海水塩化マグネシウム［にがり］）、たまねぎ、豚脂、パン粉（小麦粉、酵母、食塩、砂糖）、長ねぎ、ばれいしょでん粉（ジャガイモ）、醤油（大豆、小麦、食塩【オーストラリア】）、なたね油（なたね【オーストラリア】）、しょうがペースト（しょうが）、再結晶塩（天日塩【オーストラリア】、粗製海水塩化マグネシウム［にがり］【オーストラリア】）、白こしょう（ホワイトペッパー）【マレーシア】、きび糖（さとうきび）、米発酵調味料（米、米こうじ、食塩（天日塩【メキシコ】））、トマトケチャップ（トマトペースト【中国】、トマト、きび糖（さとうきび）、麦芽水飴、純米酢、天日塩【メキシコ】、たまねぎ、にんにく、赤トウガラシ【中国】、メース【不特定】、セージ【トルコ】、白こしょう（ホワイトペッパー）【マレーシア】、タイム【フランス】、クローブ【タンザニア】、ナツメグ【インドネシア】、シナモン【中国】）、純米酢（米）

ふんわり豆腐鶏肉だんごの原材料表示

水のみで洗うという。えっそれで厳しい保健所の菌数チェックをクリアできるの？　と驚いた。だから、この会社の一日は徹底的な掃除から始まる。社員が6時過ぎから集まって掃除、朝礼してパートさんが出社したらまた掃除。清潔度を通常レベル以上に上げることで、菌数を下げているのである。

例の「ふんわり豆腐鶏肉だんご」の製造工程もつぶさに見せてもらった。自動カッターは使わずすべての素材を手切りするのがニッコーの姿勢。手造りを大事にするということとともに、「その方がおいしいんです」と明快だ。肉団子、シューマイなどすべて〝人の手〟で造られていた。製造に携わる女性社員さんたちは、自分たち自身に後ろめたいことがないからだろう、「おいしいですよ！」とニコニコ笑いながら肉団子を丸めたり、中華風あんをからめたりしている。

肉団子を揚げる油は、業務用のサラダ油ではなく、高価な菜種圧搾油である。

「業務用のシリコン樹脂入りのものは使いません。国が大丈夫といっていることは知ってますけれども、自分自身でわからないと思うものは扱いたくないんですよ」

山﨑社長が言う。

また同社では「ここまで徹底的に検査するの？」と驚くほどに製品検査室が充実している。実に高い頻度の抜き打ちで工場内や従業員の手を菌数チェックするそうで、だからこそ「人の手で手造り」ができるのだろう。また、高価な放射性物質の検査機まで導入し、自主的に検査をしている。取引先から要求されているわけでもないのに、だ。

「うちの製品には、お子様がお弁当で食べるものが多いんです。だから、僕ら社員が毎日でも食べようと思うものしか造りません」

と山﨑社長がニコニコと言う。ああ、惣菜商品には、その製造に携わる人たちの心のありようが反映されるんだな、と実感したのだ。

こんなメーカーの惣菜なら、僕も大歓迎だ。ただし、このふんわり豆腐鶏肉だんごは280gで480円。他メーカーの鶏肉ミートボール商品は、同等の重量でも250円程度。ほぼ倍の価格になっていることに注目だ。とても簡単な原理である。まっとうで佳い惣菜は、それだけの価格になるのが普通なのだ。おいしくて安全性が高くて、しかも安い惣菜なんて、存在するはずがない。それを理解して店頭をみてほしいものだと思う。

コンビニ惣菜の世界を垣間みる! 静岡県のメーカー「ヤマザキ」の挑戦

東京や大阪などの都市部にいると、コンビニに一度も入らない日はほとんどない。都市だけではなく地方も同じで、半径数km以内にスーパーがなくコンビニだけという地域だってあり、そのコンビニが重要な社会インフラになっている状況もある。比較的店舗面積の大きなスーパーマーケットの全盛期が終わり、徐々にコンビニスタイルの小さな小売店が増えているのは日本だけではない。小売業の調査でイギリスを訪れたとき、ロンドンやマンチェスターといった都市部では、明らかにコンビニスタイルの店舗の出店数が加速していた。ただし、面白かったのはイギリスのそうした店舗では野菜や果物、肉や冷凍の魚の切り身など、調理前の食品が占める割合が日本に比べ多かったことだ。現在の日本では、生鮮品を中心に販売するコンビニはない。僕も生鮮品の流通業界にいたので、各大手コンビニの青果物への取り組みをみてきたが、日本の青果物流通の仕組みはまだコンビニの高度な流通モデルについていけず、コストがかかりロスが大量に出てしまうのである。またコンビニに来る客は、料理素材を買うという動機をあまり持っていないということもあるだろう。よく言われることだが、コンビニのベースは弁当販売業で、すぐに食べることができる弁当や惣菜、加工食品を販売するのが彼らの得意とするところなのである。

セブン－イレブンを頂点とする日本のコンビニチェーン各社が力を入れる商材は弁当だが、最近では冷蔵陳列ケースにズラリと並ぶスタンドパック・スタイルの惣菜類が目立っている。ポテトサラダやきんぴらごぼう、ひじきの煮物など、いわゆるチルド惣菜と呼ばれるカテゴリーだ。先にも書いたが、青果物の産地や流通の側からみると、こうした加工食品に依存する人が増えてしまうと、生の野菜を買って自分で料理をしようという人がどんどん減ってしまう。しかもそうした惣菜商品の多くは、アミノ酸系調味料やたんぱく加水分解物など、人工的に旨みを濃くするような添加物・調味料が多々使われているのが常だ。そうしたものを摂取し続けていると、人の味覚はどんどんおかしくなるのではないかという疑問もある。だから、心の中で「簡単・便利な惣菜をバンバン売るのはやめてほしいなあ」と思っているのだ。

しかし、もちろん「これには文句がつけられないなあ」というようなコンビニ惣菜商品も存在する。その存在を僕は知りつつも口にしたことがなかったのだが、ある出来事からそのメーカーのことを深く知ることになり、関心を持つようになったのだ。

発端は、2014年に静岡県の農業法人の集まりから依頼され、講演をしたときのことだ。いつものごとく、「若者の料理離れをなんとかしないと、皆さんの売る生鮮野菜の価格は、加工用ばかりになってしまい、がた落ちですよ。コンビニ各社が惣菜商品をCMで流していますが、あれによって、食卓に買ってきた惣菜を並べることが正当化されようとしている。ああいうのはいけませんね!」という話をしたのであった。

その後の懇親会の場で、中年の男性が「山本さん、いい話をありがとう」と挨拶にきてくれた。名刺を交換すると、株式会社ヤマザキの社長である山崎寛治さんという方だった。そして一言。

「講演中におっしゃっていたコンビニ惣菜を製造してます」

あーーー、やっちゃった!

ごめんなさい、ついつい言いたいことを言ってしまうのですが、お気に障《さわ》ったでしょうと非礼を詫びた。しかし面白いもので、その率直な物言いによって、山崎社長は僕のことを記憶してくれ、自社の工場見学に誘ってくれたのだった。

帰京してすぐに、自宅の近くにあるセブン‐イレブンの売場に行った。冷蔵ケース内にセブンプレミアムのポテトサラダやきんぴらごぼうといった商品が並んでいるのを、片っ端から裏返して裏面表示を見ると、実に売場に並ぶ4割くらいがヤマザキの製品であることがわかった。ますます興味を持っていくつかの商品を買い求めた。北海道の男爵いもを使用したポテトサラダもきんぴらごぼうも小鉢に移すと1~2人前の分量があって、120円前後と買いやすい。

また、驚いたのは、アミノ酸系調味料やたんぱく加水分解物といった、旨みを増強する添加物や食品が使われていないものがあることだ。例えばきんぴらごぼうは、醤油などの基本的な調味料しか使用されていないではないか。

また、セブンプレミアムのようなPB商品だけではない。ヤマザキのメーカー名が刻まれたナショナル・ブランド（NB）商品も、コンビニや食品スーパー店頭に並んでいる。自社でPBを持つほどの規模を持たない中小規模の小売業者にとって、ヤマザキの商品は信頼に足る物菜商品として重宝されているのであろう。これはぜひ、ヤマザキを視察しなければならない。そう思い、機会を待つことにしたのである。

ヤマザキの惣菜商品の特徴その1「粗原」

ヤマザキの工場は静岡県榛原《はいばら》郡吉田町にある。ＪＲ藤枝駅から車で20分ほど走る間に、海側に近づき、カツオの水揚げで有名な焼津《やいづ》を通る。ソニーなど大手メーカーの工場などが点在している中、ヤマザキの大幡《おおはた》工場に到着した。

工場内に移動するとき、原料の一時保管倉庫の入り口で僕は「あれ？」と思った。なぜかというと、北海道などのジャガイモ産地でよく見かける鉄コンテナを畳んだものが積まれているのが目に入ったからである。通常はメーカーであったとしても、市場流通品を仕入れるはずだ。選果をし、泥もある程度落とした状態で段ボールに入っているものを仕入れるだろう。しかし鉄コンテナがあるということは、泥つき原料のままで仕入れているというのか？

「そうなんです。弊社では原料仕入れからおいしい惣菜を作る工程が始まっていると考えていまして、ジャガイモについては選果をしない状態で仕入れています。選果ラインにジャガイモを通すと、どうしてもベルトコンベアの上を転がる段階でぶつかったりすることで、傷《いた》みが発生します。また、ジャガイモはそこで〝起きて〟しまうんですね。それによって劣化が始まります。ですから、農家さんが掘り上げて鉄コンテナに入れた状態で引き取るということをしています」

なんと、そんなところにまで気をつかっているとは！　しかもこれはジャガイモに限ったことではなく、ニンジンなどの土物類と呼ばれる素材に関しては可能な限り、選果ラインを通さずに流通させているのだそうだ。

加工食品用食材であれば、選果しなくてもいいかというと、そんなことはない。加工段階のほとんどを機械化しているメーカーからすると、原料の大きさや形にばらつきがあると、ロスが多く出たり、最悪の場合は機械を通らない可能性もある。よく「形の悪い物は加工に回せばいいんだ」という安易な発想をする人が多いのだが、実は加工ラインこそ、形が一定の物を選ぶものだったりするのである。

しかしヤマザキでは、そうした扱いやすさよりも味を優先するのだという。これを同社ではわざわざ「粗原《そげん》」と呼び、「粗」の状態の「原料」段階から、惣菜加工は始まっているという思想を持っているのだ。実はこの「粗原」の考え方は、このような収穫後の段階に限らず、もっと根本的部分にも及んでいることがこの後にわかることになるのだ。

厳重な消毒をして工場内に入ると、きちんと衛生管理上の区画分けがなされている。その日はなんと嬉しいことに僕が大好きなきんぴらごぼうの製造ラインが稼働していた。

大きな釜の中でゴボウとニンジンが炒められ、そこに調味液がザザッとふりかけられ、辺り一面に醤油の甘辛い香りが立ちこめる。口中はよだれでいっぱいである。その香りがとてもいいなあ、と思いながら横に移動すると、茶色い液体が大きな鍋に満たされている。どう考えても一番出汁《だし》の香りである。

「これ、お出汁ですよね?」

「そうです、うちでは商品それぞれの用途に従って鰹節や宗田《そうだ》節、サバ節、昆布などから出汁を煮出して使ってますから」

あっと思った。この工場に来る途中、われわれは鰹節の町である焼津を通ってきているのだ。

「焼津でできた鰹節がメインですか？」

「もちろんです！」

工場責任者の方が力強くおっしゃる。なんと、120円そこらの惣菜商品に、いまどき家庭ではとることの滅多にない贅沢《ぜいたく》な天然出汁をベースに使っているのである。

また別の部屋に行くと、ピンクがかったまだら模様の豆が詰まった業務用の大釜（大人ひとりがすっぽり入る）が10釜以上も並んでいる。

「これはトヨマサリという豆を煮る準備ですね。浸漬《しんせき》（水を含ませること）をしているところです。うちの会社は煮豆製造をルーツとしているので、豆に関してはかなりうるさいんですよ」

「川上に上れ」一流惣菜メーカーの製造哲学に驚きの連続

スーパーやコンビニで販売する食品で最も重要なのは菌数の管理や、問題が起こったときにその範囲を特定できるトレーサビリティを確保することなど、安全性ということになるのが普通だ。しかしヤマザキの惣菜はそれらよりもまず「おいしさ」が第一に来るような工夫がいっぱいだった。そのことにまず驚いたと伝えると山崎社長はこう話し始めた。

「まず食品はよい素材を使うことが何より大事です。私には商社に勤めていた時期があるのですが、その時の恩師には〝川上に上れ〟ということを叩き込まれました。そこで素材の品質を上げる〝革命〟をいくつか起こしたんです。

第一の革命は惣菜に「母の料理の仕方」を実現することです。昔、家々には菜園があり、そこで大根の種を蒔き、間引きをして、抜き菜を煮て食べたりしたわけです。でもいまの子たちは大根の葉があることも知らない。家庭と畑が遠くなりすぎてしまった。ですから畑と工場の距離を近づけて、食べる人たちにもそうしたことを伝えたい。

当時、ポテトサラダを作るためのジャガイモを市場から調達していましたが、規格や鮮度、そしてコストの問題がありました。うちの農業指導もできる社員を北海道にやって調べたところ、ある地域の農家さんが「もう今年で男爵いも栽培をやめる」というのです。市場に出荷するためには大きさや見た目で選別するためのラインが必要ですが、そこに投資する資金がないのでやめるという。だったら、選別なんかしないでいいから、うちの工場に直接50ｔのジャガイモを売ってくれと依頼しました。その代わり、ジャガイモを入れる鉄コンテナからうちが負担しました。規格も市場に出荷するとサイズ別、見た目別に分けるのが普通ですが、ぐっと簡素化して30ｇ以上のものを詰めてね、というくらいに。

そうしたところ、それまでとは抜群に品質のよいものを仕入れられるようになりました。実は選別工程でジャガイモに打撲が生じることで、品質が落ちるのです。選別せずに泥つきのままで鉄コンテナに入っていることで、野菜は収穫されていることに気づかず、畑の状態を保てるのです。こうした素材のあり方を私ども独特の言葉で「粗原」と呼び、すべての素材に対してこうした仕入れができるようにしています」

飄々《ひょうひょう》とお話しになるが、きっと当時は農協からものすごい反発をくらったに違いない。通常、そんな例外的な取引はしてくれないし、何より代金決済の確実性のために、保証金も積まなきゃいけなかったりするはずだから。

「まさに大変でした。選別工場を通すことで農協に手数料が入るわけですから、それをしないと設備償却できないですからね。けれどもその地域の選別工場を更新できないからやめようとしていたわけで、本当に幸運でした。

そして第二の革命は〝畑で料理を作る〟です。運ぶだけでも農産物は傷んでしまいますから、いっそ産地に工場を作ってしまおう。現地で集めた人材を静岡で教育し、2012年に旭川工場を稼働させました。いまセブン‐イレブンでトップの売れ行きになっているポテトサラダは全量を旭川工場で製造しています。

次なる革命はまだ途上ですが、栽培と調理をリンクさせることです。例えばポテトサラダ用のジャガイモは男爵いもです。しばらく冷蔵して熟成するとデンプンが糖化して甘くおいしくなるんですね。それと休眠が深いので、容易に芽が出ないんです。

この男爵の粒の大きさを揃えるために、土の盛り方を研究して農家に指導するようにしました。早期に培土《ばいど》（土を盛る）することで、大きさを揃えるようにしたのです。それ以外の肥料などの設計は、地域によって違いもありますので、農家さんにお任せしています。このように、われわれの加工に適する形に生産していただくことで、ロス率が下がり、農家にとっても私たちにとってもプラスになったわけです。

この男爵いものポテトサラダは、1日に9万個出荷しています。セブン－イレブンが約17800店舗（2015年6月時点）あり、イトーヨーカドーでも販売していますからね。

いまトライしているのはトマトのサラダです。畑で完熟したトマトをカットしてサラダ商品にするというのを、産地と組んで試験中です」

レストラン業界でも産地とつながることが重要という風潮があって、シェフが生産者の畑に行く光景がよく見られるようになった。けれども、ヤマザキの取り組みはもっと根本的な部分に食い込んでいて、生産現場のあり方を大きく変えている。ジャガイモの流通でいえば、いままで市場流通しているものは「何にでも使えるような万能型」に育てられたものだ。でもヤマザキが購入する産物の契約農家は「ポテトサラダに向くタイプ」の品種に絞って栽培できる。だから、それを使って作った商品は万能型を使うよりもおいしいはずだ。これは産地とガッチリ手を組まねばできないことなのだ。

驚きの調理技術と、コンビニの先にあるもの——惣菜の未来を考える

さらに調理工程だ。僕は何より、昆布や鰹節などからちゃんと引いた出汁を使っているのに衝撃を受けた。そして、真空パック惣菜のおいしさを低下させる（と僕が感じている）殺菌工程での加熱を、ヤマザキでは低温で最低限にとどめていた。

「ライバルは家のお母さんの料理だと思っていますから、味がよくなければ意味がありません。それに、変な添加物は使いたくない。取引先からの要望がなければ、いっそ無添加で作りたいくらいです。

立地が焼津の隣町ということもありますが、うちでは全量で天然だしを使用しています。これは味だけの問題じゃありません。パック惣菜には酸化が大敵なのですが、天然だしには抗酸化力があることが、研究でわかったんです。私の友人が鰹節を商っていますので、サバ節、鰹節、その他とすべて料理に合わせて出汁を取っています。天然原料で味を出すということには意味があるんです」

これはすごい話だ！　しかし僕からすると、コンビニに安い天然・無添加でおいしい惣菜が並んじゃうと、飲食店が困っちゃうよとも思ってしまうのだが……。

「惣菜市場は年率10％は伸びるだろうと思っているんです。1カ月に90回の食事機会のうち、

いまは平均10回程度。それを60回くらいは私どもがとっていきたいと思っています。そうじゃないと日本人の庶民の家計がもたないと思うからです。おいしく、身体によくて、安価に買うことができる。そうでないと高齢者や様々な人たちで構成される社会がもたないでしょう？　私たちの惣菜を食べていただいていれば、おいしくお腹を満たし、健康になれる。そう言い続けるためにもっとトライをしていきたいと思っています」

コンビニやスーパーに並んでいる１２０円そこそこの惣菜に、こんなにも深い世界があったとは！　僕は本当に焦ってしまった。だってこの先、山崎社長の「１カ月の食事機会の60回を惣菜で」という、明確でハッキリした戦略通りの世の中になってしまいそうだから。

これで、ヤマザキの惣菜がおいしくなかったり、添加物まみれなら「たいしたことない、そんな世界はこないよ」と思えるけれども、ヤマザキの商品は本当にレベルが高いのだ。

でも「料理が社会分業になる」という信念を貫くその姿勢は立派だと思う。さて、皆さんはこれから日頃の食卓をどうしますか。惣菜を加えてみますか？　もし加えてみるならば、できれば少しでもよいものを選んでほしい。これを機に、店頭に並ぶ惣菜を丹念にチェックしてみてください。

第7章　調味料——食文化を考えるなら醬油や油に投資を！

化学調味料や旨みを補強する調味料でおかしくなってしまった日本人の舌

最近の加工食品は、アミノ酸などの化学調味料を使用していないものを探す方が大変になってしまった。グルタミン酸やイノシン酸、グアニル酸といった旨み成分は、料理には大変重要な旨みのもととなるものだ。昔は昆布や鰹節、キノコといった天然素材から抽出するしかなかったわけだが、「味の素」に代表されるように、化学的に旨み成分を生産することができるようになり、世界は変わった。

味の素やハイミーといったアミノ酸系調味料を、単体で舐めたり、溶かした液体を口にしたことがあるだろうか。やったことがなければぜひ一度試していただきたい。まずは前日夜、小鍋に10㎝ほどに切った昆布をコップ1杯分の水に浸して置いておく。これがAだ。翌日の朝、違う小鍋に湯を沸騰させ、火を切ってひとつかみの鰹節（本枯れ節が望ましい）を入れ、3分ほど置いたらザルやペーパータオルで濾《こ》して冷やしておく。これをBとする。そしてCとして、コップ1杯の水に人差し指の先端に乗る程度の化学調味料を溶かしておく。

これを舐めて味わいを比べるのだが、順番が大切だ。まずはAの水出し昆布だけ口に含んでみると、グルタミン酸を感じることができる。欧米人には理解しにくい旨みなのだが、幼い頃から味噌汁などを飲んでいれば、ほのかに旨みを感じるはずだ。次に口をゆすいで、Bの鰹だしを口に含む。燻製《くんせい》っぽい強い香りに、親しみのある旨さ、イノシン酸を感じるだろう。さて、次にAとBを混ぜたものを口に含んでみよう。いきなり、ドンと強い旨みが口の中に拡がるはずだ。旨みというものには相乗効果があって、違う質の化学調味料が交わると、いきなり旨みが倍化して感じられるという性質がある。昆布と鰹節でとる一番出汁《だし》は、グルタミン酸とイノシン酸の出合いによって旨みが倍増しているのだ。

さてそこまでいったらCの、化学調味料の水溶液を口に含んでほしい。いきなり舌の上にドンヨリとした、とてつもなく強い旨みが拡がるだろう。明らかにAやBに、それらを足しただしとは違う質の旨みだ。また、AやBは旨みを感じた後、それがサッと退いていったと思うが、Cは舌の上に何か残るような感じが続くだろう。それが化学調味料の特徴だ。

化学調味料は少量でも強い旨みを与えることができるので、加工食品の原材料表示を見ると、たいてい最後の方に「アミノ酸等」というふうに、申し訳程度に書かれている。原材料表示は、使われている量が多いものから順に表記していくので、それを知っている人ならば「ちょっとしか使ってないんでしょ」と思うかもしれない。事実、農産物の直売施設に漬物や焼肉のタレを出荷している人に「あれ、アミノ酸使ってるんだ」と言うと「ほんのちょびっとだよ」と言う人が多い。でも、ちょびっとですさまじい旨みが足されるから「ちょびっと」なのだ。

また「化学調味料不使用」や「化学調味料無添加」にも気をつけたい。というのは、そういう場合の多くが、アミノ酸は使っていなくても、同じようなはたらきをするものがドッサリ入っていることが多いからだ。どういうことかというと、アミノ酸は食品添加物なので、原材料には表示義務があり、「無添加」と書くことはできない。しかし、アミノ酸と同じく化学的な手法で生み出され、アミノ酸のように強い旨みを呈するものがある。例えばたんぱく加水分解物というものは、たんぱく質原料を酸で分解し、旨みを得たものだ。ところがこれは添加物ではなく「食品」に分類される。したがって、表示に「たんぱく加水分解物」と書くことは求められるものの、「化学調味料不使用」と書くことに問題はない。

そして昨今「化学調味料不使用」「無添加」と書かれる食品に多く使われているのが酵母エキスだ。なんとなく「酵母」というと自然界のもののようだし、「エキス」というのも何かをギュッと搾ったもの、というようなイメージで、天然由来のものを想起させる。しかし、とある調味料メーカーの方に言われたのが「やまけんさん、あれは化学調味料と同じ根っこのものであって、あれで無添加というのはオカシイと思いますよ」ということだった。酵母エキスとは、酵母を培養したものを酵素などによって分解してアミノ酸や核酸系化合物を得るもので、素材や工程が少し違うものの、旨みを化学的に生成するものに相違はない。確かに「同じ根っこ」である。

最近、面白い体験をした。取引先の担当者さんが「天然だしで大成功している店があって、そこのスープがおいしいんです。ぜひ行ってみましょう」というので足を運んだ。有名百貨店の中に出店していて、店頭ディスプレイは洗練された和テイストで綺麗だ。センスのよいパッケージの野菜だしや煮干しだしといった粉末だし商品が並んでいて、店内に入ると作務衣を着たお母さんが「どうぞ、野菜だしを試飲してください」と温かなだしが満たされた紙コップを渡してくれる。どれどれと一口すすって、「ええっ？」と目が丸くなってしまった。このスープのどこに天然の、野菜の優しい味わいがあるというのだろうか？　酵母エキスの特徴的な匂いと旨みしか感じられないではないか。思わず周りを見渡してしまったのだが、上品な奥様たちが「おいしいわぁ」といいながら試飲をして、お土産用なのか、大量に買い込んでいる。

家に帰ってその店（というよりメーカー）のサイトを覗《のぞ》いてみたのだが、実に巧妙なつくりである。商品説明のページには、いかにも天然原料で味を作っています！　といわんばかりに、昆布や鰹節、シイタケに野菜などの写真が並んでいる。もちろんそれらを原料に使ってはいるのだろう、けれども僕の舌には野菜のおくゆかしい味わいや香り、鰹節や煮干しなどの風味よりも、酵母エキスの匂いの方を強く感じてしまった。

ただし、彼らがやっていることは合法ではある。酵母エキスは化学調味料でも食品添加物でもないので、「化学調味料無添加」と書いているのは、間違いではない。こうした、「化学調味料無添加だけど化学的に合成した旨みを足している商品」は本当にたくさんある。スーパーの店頭で「無添加」「化学調味料不使用」と書かれている商品の裏面を見てまわればすぐにわかることだ。

こうしたことを書くとすぐに「化学調味料やたんぱく加水分解物、酵母エキスの何が悪い」「昆布や鰹節に含まれる旨み成分と成分的には変わらないのだから、否定する意味がない」といったことを盾に「無添加主義者」を非難する人たちがいる。しかし、そうしたことを問題視しているのではない。これら化学的に生成された旨み成分は、昆布や鰹節から抽出するよりも簡単に爆発的な旨みをつけることができてしまうということが問題なのだ。そう、質ではなく量の問題である。

動物は、一定の刺激が続くとそれに慣れてしまう性質を持っている。これは人間も同じだ。だから、通常より旨みが濃いものを食べると目が覚めるようにおいしいと思ってしまいがちだ。でも、それにも慣れてしまったら、もっと強い旨みを欲してしまう。ここ30年ほどの間に、ラーメンというたべものがアミノ酸をとてつもなく複雑化させてきたことを考えれば納得してもらえるだろう。最初は小さじにほんの一ふりだったものが、大さじでふるようになってしまったのが現代である。

実際、和食の料理人からこうした声を聞くことがある。「最近、お椀物を出しても『味が薄い』と言われることが多い。きちんとあんばいをみているのだけれども、お客様の舌が微妙な味わいを感じられないようになってきている」というものだ。これがすべて化学調味料や、似たような食品の責任だと断罪するつもりはないが、責任の一端があることは間違いないと思う。このままいくと、20年後には化学的に生成した旨み成分がいまの2倍くらい使われた食品でないと「おいしい」と言われなくなってしまうのではないか。

和食文化がユネスコの世界遺産に登録されたり、和食文化を海外に輸出しようといきまいている一方で、国民の味覚の鈍化が進んでしまうというのは、皮肉以外のなにものでもないと思う。

日本人の味覚はすでに大きく変わりつつある!

僕はいま、大きなショックを受けている。というのは、日本人のたべものに対する感度が大きく変わってきていることを実感してしまったからだ。

僕はここ数年、とある大学の非常勤講師を務めている。たべものに関わる実習を行う授業の数コマで、青果物や畜産物の流通の座学が中心だが、後半にはたまごや肉、野菜などの食材や調味料を数種類持ち込み、食べ比べをしている。今後、何らかの形でたべものの仕事に関わることになる学生に、味の違いを知ってもらうことが目的だ。

その食べ比べ授業で、地鶏と国産若鶏(ブロイラー)を食べ比べすることになった。とある高級銘柄地鶏と、スーパーで並んでいる国産若鶏に塩をして、フライパンで焼いて食べ比べるというものだ。

地鶏肉にはＪＡＳ規格（日本農林規格）が存在しているのだが、これがおおかたのＪＡＳ規格と違って、きちんとおいしさの理由が明確になったいい規格だ。例えば、鶏のおいしさを左右する大きな要因として、飼養期間の差がある。肉専用種の総称であるブロイラーと呼ばれる国産若鶏は、48日程度で出荷に適する体重になり、出荷される。これはとても速い成長速度で、世界中で品種改良がなされた結果、達成したものだ。対して地鶏は80日以上飼わねばならないことが決まっている。実は鶏肉の旨み成分はおおむね70日以上飼養しなければしっかり出てこない。だから地鶏のＪＡＳ規格にはちゃんと意味があるわけだ。

食べ比べに選んだ地鶏肉は、僕が仲良くさせてもらっている生産者のもので、80日どころか１２０日も飼育したスペシャル版。それはもう十二分に味が乗っていることは間違いないので、学生たちもきっとその違いに驚き、「なんですかこれは！　地鶏っておいしいですね！」と喜ぶだろうと思って授業に臨んだ。

ところが……。食べ比べをしている最中、調理卓を回って反応を見ていると、どうも地鶏肉の味や香り、食感に対する反応がかんばしくない！

「なんか、すっごい野生っぽい匂いがする」

「ちょっと硬い～」

「獣っぽい味でイヤ」

とそんな声が、主に女子から聞こえて来るではないか！　そして授業の最後に「地鶏と国産若鶏のどっちが好き？」と訊いたのだが……約3分の2が「国産若鶏の方が好き！」と答えたのだ！　これにはビックリしてしまった。

なぜ彼らは、国産若鶏の方がおいしいと思ったのか。調味料は塩だけだったので、肉に含まれる旨み成分であるイノシン酸の量は、地鶏の方が断然上であるはずだ。というより、国産若鶏には味らしい味はなかったはずである。食感に関しては、嚙み応えのない国産若鶏よりも地鶏の方が明らかに強いものの、それは「硬い」というほどのものではない。う－ん、と考え込んだが、すぐに「ああそうか」と思い当たることがあった。彼ら20代以下の若い層は、国産若鶏を食べ慣れてしまっており、地鶏などほとんど食べたことがないのではないか。

「おいしさ」を科学的に分析することで有名な龍谷大学の伏木亨先生によれば、食べ慣れているものはそれだけで好ましいものと感じるそうだ。食べ慣れているということは、食べても危険ではないということが身体に刻み込まれているからという理由があるらしい。僕のように40代以上の日本人は、地鶏やたまごを産み終わった親鶏など、長く飼った硬めの鶏肉をギリギリ食べたことがある世代なのかもしれない。幼い頃にはあまりおいしいと思わなかったけれども、成人してから九州の居酒屋で地鶏肉のたたきや炭火焼きを食べると「鶏ってこんなにおいしいものなのか！」と驚いたものだ。

しかし、いま20代以下の人たちが地鶏肉や親鶏を食べる機会は、そうした食文化がある地域以外ではほとんどないだろう。スーパーの最下段の棚にはグラム１００円前後の安い国産若鶏が並び、上の棚には高級な地鶏肉も並んではいる。けれども、国産若鶏の２〜３倍はする地鶏肉が彼らの口に定期的に入るとは考えにくい。それどころか、彼らにとっておいしい鶏肉として認知されているのは、コンビニエンスストアで熱々の状態で売られている唐揚げ商品なのではないか。そう考えるとすべて合点がいく。ああいった唐揚げ商品に使う鶏肉の多くは、ハムソーの章にも書いたように卵たんぱくや大豆たんぱくを溶かした水と調味液をたっぷり吸わせて、ブリンブリンの食感にしたものだ。どれだけ火を通しても、また冷めたとしても柔らかい。そして味付けも化学調味料やたんぱく加水分解物といった、直線的で爆発的においしいと感じてしまうようなものが使われている。そうした味に慣れた人たちに地鶏肉を食べさせても、慣れ親しんだ鶏肉とは感じてもらえないわけだ。

つまり僕のように40歳を超えた人間が「味わいが強くて香りもよく、適度な嚙み応えがたまらない」とプラスに思う地鶏肉の評価が、20代の学生にはすべて逆にとられてしまったということなのだ。もちろん、全員がそういう評価だったわけではないので断言はできないのだが、多くの学生がブロイラーの味わいを「いつも食べている親しみやすい鶏肉の味」と評価していたことを考えると、これが真実だろうと考えるしかない。

それにしても僕がなぜこんなにショックを受けているのかというと、こうなると「高いけどおいしい食材」という位置づけだったものが、だんだんと世の中から消えてしまうのではないかと思ったからだ。「子供の頃から食べ慣れたものはおいしく感じる」というならば、多くの一般家庭で国産若鶏の3倍以上も高い地鶏肉を食べる機会はなくなっていくだろう。地鶏肉だけではない。比較的高級な食材のすべてにおいて、家で食べるという機会が減少していくのではないか。

では、そうした家で育ち、成人してお金を使えるようになった若者が、初めて口にする高級食材を食べて果たして「おいしい」と思ってくれるのだろうか。安い食材に馴れた舌は、地鶏肉や銘柄豚、高級和牛、希少な魚、在来品種の野菜などを「おいしくない」と判断してしまうのではないだろうか。

「この和牛っていうの、なんだか脂っぽくておいしくなーい」

「フグって嚙み切るの大変だし、味がないじゃん」

「このカブ、へんな紫色だし硬くてちょっと辛くて好きじゃない!」

なんて反応ばかりが返ってきてしまうのではないだろうか。そんなことになったら……。

いま、日本は国を挙げて自国の食文化を世界に拡げよう、たべものの輸出を倍増させようなどと頑張っているけれども、足元の日本の新しい世代自身が、その文化を理解できなくなってしまうなんてことはないだろうか。

お米のご飯はいずれ嗜好品に、急須のお茶よりPET茶が好き!

こんなこともあった。つい先日、あるお米屋さんと話をする機会があったのだけれども、真顔で言うのだ。

「やまけんさん、米の消費はすさまじいスピードで落ちています。消費者からすればパンや麺などいろんな選択肢がある中で、米だけが依然として高い。それでも昔からご飯を食べてきた人たちはこだわっておいしい米を買ってくれますが、若い人たちはお米に思い入れがないようで、買ってくれません」

これ、非常に思い当たる節が多い。

2012年に話題となったニュースに、総務省家計調査で、家庭のパンの購入額がお米の購入額を上回ったというものがあったのをご記憶だろうか。70歳以上家庭の主食用の支出は米が約40%で、パンが30%程度なのに対し、40歳以下の家庭になるとそれが逆転するのだ。しかも若くなればなるほどその差は大きくなり、29歳以下だと約20%しかお米を買わず、パンは40%を超える。ただしこのニュースを解説する際には必ず「若い人は外食・中食の率が高いので、弁当やおにぎり、飲食店でお米を食べている率が高く、単純に米の消費が減ったとはいえない」ということが付け足されていた。

しかし、やっぱり米の消費は着実に減っている。そもそも若い世代になればなるほど、食卓に上るたべものの加工品度合いが高くなっているので、お米以外でお腹を満たすことが多くなっているはずだ。そういうこともあってお米業界では「このままではお米は嗜好品となってしまい、いまのような量が売れなくなるのではないか」と真剣に悩んでいる。

また、お茶の世界では長らく、急須でいれるお茶の割合がどんどん減り、ＰＥＴドリンクとしてのお茶に置き換わっている。こちらはもうほぼ「置き換えが完了した」という状態だといっても過言ではないだろう。お茶の消費量が減っているのはもちろんだが、茶葉の平均価格が下がり、高級茶葉を生産するよりも平均的な品質のものを低コストで生産することの方に主眼が移りつつある。

僕は一時期、静岡県のお茶問屋さんとの仕事をしていたのだが、そこでは50ｇ５０００円（！）の高級茶を商っていた。その商品は極めてグレードの高い高級スーパーや百貨店の売場にしか並ばないもので、まるで一番出汁のような旨みとまろやかさを持ったおいしいものだった。しかしいま、買う側の消費者からすると、そういったお茶の常識はもう消えてしまっているらしい。これは実際にあるお茶商さんから聞いた話なのだが、消費者はお茶のことなどよくわからないので、例えば「伊右衛門っておいしいよね」「あっ伊右衛門のティーバッグを売ってる！　じゃあこれ買おう」というように、ＰＥＴでみかけるブランドの茶葉がおいしいモノなのだと判断するようになってきているそうだ。

日本人の味覚を守る調味料を応援しよう

このような話はもっといろんな分野で出てきているのだけど、キリがないのでこの辺にしておく。何にせよ、このままいくと日本の食文化は、かなり退行していってしまうだろう。だって、伝統的な日本の味を理解しない人たちが日本人の主流になってしまうのだから。

食産業の側からすれば、安い化学調味料や添加物で味を作ったものの方がおいしいといわれる世界の方が楽に儲けられるのだから都合がよいのかもしれない。国民の外食・中食への依存度が上がりっぱなしの現状を歓迎する業界だってあるだろう。しかし、日本人の主流が味のわからない人たちになってしまうのは問題だ。というのは、一度そうなってしまったら、高級路線に向かおうとしても、もうそちらには舵を切れないからだ。牛丼にしてもマクドナルドにしても、いったん安値にしてしまってから高級路線に転向するのが非常に難しかったのは皆さんも覚えているだろう。たべものの価格を一度安くジャンキーなものにしてしまったら、極端かもしれないけれども、結局はすべての食に関わるビジネスが安売り合戦をする道しか残っていないようにも思える。だから食産業の側にいる皆さんには、少しでも佳いたべものを出してください、と祈るばかりだ。

その一方で、消費者にも心がけてほしいことがある。それは、できるだけシンプルな基礎調味料を、志あるメーカーの佳い商品を選んで揃えてほしいということだ。ここでいうシンプルな基礎調味料とは、塩・砂糖・味噌・醬油・酒・みりんなどのことだ。これらはその形が江戸時代以前には定まっているものであり「基礎」と称して問題ないものだ。ではシンプルでないものとは何かというと、昨今売られている「〇〇のタレ」というような複合調味料のことだ。

それでも30年ほど前には焼肉のタレくらいしか店頭に並んでいなかったように思うが、いまやすき焼きのタレ、しゃぶしゃぶのタレ、各種中華料理のタレ、塩ダレ、めんつゆ、各種ドレッシングなど、それこそ調味料売場の半分くらいを複合調味料が占めている。昔は基礎調味料を組み合わせ、素材を混ぜてタレを作ったわけだが、いまはできあいのものを使うことが多くなっているのだ。

複合調味料は便利なものだ。麻婆豆腐の素を使えば、豆腐を切ってタレを混ぜ、あたためるだけで料理が完成してしまう。最後の一手間は家庭で行うので、手抜きはしたものの、料理をしたという気持ちになれる。先日、店頭で老舗中華料理店の監修というレトルトの麻婆豆腐の素を買い求め、豆腐を入れて作ってみたのだが、これが本格的な味がするのでビックリしてしまった。複合調味料も日進月歩だと実感する。

それでも、やはり複合調味料は最後の手段としておき、通常は基礎調味料を駆使して自分の味を作っていくことがよいと思う。というのは、複合調味料には先述のアミノ酸やたんぱく加水分解物、酵母エキスなど、強烈な旨みを呈するものが入っていることが多いからだ。「旨みが強いならいいじゃないか」という人もいるかもしれないが、そうした強烈な旨みにさらされていると、だんだん舌がそれに慣れてしまう。結果、繊細な味わいがわからなくなってしまうことになりかねない。それはその人にとっても、和食という文化を擁する日本にとっても損失だと思うからだ。

我が家では、鍋物のポン酢が欲しいときはカボスやユズを搾った果汁を同量の米酢で割り、醤油を適度に足したものを作る。中華の回鍋肉《ホイコーロー》を食べたいときも、赤味噌をベースにして味を作る。そうなると気づくのは、基礎調味料のレベルが高くないと、決しておいしい味つけにならないということだ。逆にいえば、佳い基礎調味料を使えば、市販されている複合調味料を使うよりもはるかにおいしい料理を生み出すことができる。ぜひそれを知ってほしいと思う。

強烈で複合的な旨みを醸す再仕込み醤油に感動した！

僕が基礎調味料としてよく使うのは醤油だ。10年ほど前から「こんな蔵があるのか！」と目をつけていた醤油醸造元から、ものすごい醤油が発売された。

愛媛県の南予地方の入り口にある大洲《おおず》市をご存じだろうか。栗の大産地なので菓子に関係する業界の人は聞いたことのある地名のはずだ。愛媛県の南部は、海に出ると南九州（特に宮崎）とつながっているため、食文化に相似性がよくみられる。この地域を訪れるとすぐに気づくのが「醤油が甘い」ということだ。甘い醤油といえば九州が有名で、関東の人間が鹿児島や宮崎で出合う刺身醤油はとても甘く、好きになる人もいれば、まったく受け付けない人もいる。実は四国、特に愛媛県もそんな甘い醤油文化圏なのである。だから地元の醤油メーカーは、醤油に砂糖や甘味料を入れて甘い醤油商品を造るのが普通だった。しかし大洲市で明治7年に創業した梶田商店では、昔から甘さに頼らない本来の醤油の味を大切にする商品作りをしてきた。

特に梶田商店6代目となる梶田泰嗣《やすつぐ》君が蔵に入ってから、可能な限り甘さを排除して、地元愛媛県産の原料を使ったオリジナルの醤油商品を造りたいという思いが注入され、加速していく。

その一つが「巽《たつみ》」という本醸造醤油だ。大豆は100%愛媛県産フクユタカ、小麦も100%愛媛県産チクゴイズミまたはミナミノカオリを使用し、1年6カ月発酵・熟成させたものだ。この醤油、爆発的な旨み成分を含んでいて、よい食品を知る人たちの間ではちょっとした話題になっている。市販の業務用醤油と並べて舐め比べると、塩味を感じた後にドーンと残る香りとコク、旨みの爆発力と余韻がとにかくすごい。この味わいに惚れ込んだ愛媛県の人気ラーメン屋の大将が「この醤油なら無化調で勝負できる！」と元ダレ製造を委託したのだが、その店「麺鮮醤油房　周平」（運営はアザース株式会社）は、愛媛県内外で大ヒット驀進《ばくしん》中だ。

その梶田商店が満を持して世に出した究極の醤油商品がある。それが「丸大豆再仕込醤油梶田泰嗣」だ。普通、醤油は大豆と小麦で麹《こうじ》を造り、そこに塩水を入れて発酵させて搾る。ところが、再仕込み醤油は「再」と書いているところがミソ。通常は麹に塩水を入れて仕込むところを、なんとその年にできた醤油を惜しげもなく入れる。つまり醤油で醤油を仕込むのだ。当然、醤油の旨みや香りは倍化し、逆に塩味はマイルドになる。

こうしてできた再仕込み醤油の味は、もう普通の醤油とは比べものにならない強い旨みを発揮する。愛媛県大洲市では昔から、魚の刺身には再仕込み醤油を使うのが普通だったそうだが、よく使われてきた再仕込み醤油には、甘みが足されたり化学調味料が入ったりするものが多かった。同蔵も「巳登勢《みとせ》」という再仕込醬油が、創業以来の看板商品だ。こちらの原料は脱脂加工大豆、小麦、食塩、砂糖、水あめ、アルコール。それを完全に無添加にしたのが、先に書いた究極醬油のポイントだ。梶田君からネーミングについて相談を受けたので「味に自信があるなら自分の名前をつけて、その後にヴィンテージ（年度）を入れたら？」とアドバイスしたら、本当にそうなった。「再仕込み醬油　梶田泰嗣」。名前を冠するにふさわしい、素晴らしい醬油だ。もし感動できる醬油を味わってみたいなら、ぜひ蔵元のサイトで取り寄せてみてほしい。もしかすると、醬油の概念が変わるかもしれない。

あなたが使ってるそれ「速醸酢」です

次にお酢。あなたはお酢にどれだけお金をかけているだろうか。スーパー店頭に並ぶ穀物酢は、安いものだと500㎖で100円程度、米酢でも200円程度の価格だった。さらに、飲食店などが仕入れるルートでは業務用の1.8ℓで300円台の穀物酢や、500円台の米酢がある。僕の友人の居酒屋店長も「やまけんさん、いまは業務用スーパーが安いですからね、スーパーに並んでいるような家庭向けの価格の商品なんて買っていられませんよ！」と笑われてしまった。ちなみに、先に紹介した愛媛県の梶田商店の醬油は、1.8ℓだいたい1800円台、安いメーカーのものは300円台からあるだろう。調味料にお金なんてかけられない、いい味だからといって高い調味料は使えないということがはっきりしている人には、この話は読むだけ時間の無駄かもしれない。

しかし、そもそもよい調味料を使えば素晴らしく「おいしい」という価値を得ることができるとしたらどうだろうか。あまり調味料にお金をかけない人は、いろんなお酢を並べて舐め比べるなどということもしていないだろう。つまり、彼らはその味の差をわからずに「どうせ同じ味だろう?」とたかをくくっているに過ぎない。しかし、安いお酢と佳いお酢の味の違いは、そういう人たちが思っている以上に大きいのである。

その前にまずお酢がどうやって造られているかご存じだろうか? 実はいま日本で消費されているお酢のほとんどが、ほんの数日間で造られた速醸《そくじょう》のお酢だ。これに対して、1年から2年という途方もない時間をかける、昔ながらのお酢造りを守る蔵がある。もちろん、昔ながらが何でも佳いというわけではない。でも何より、この蔵の酢は圧倒的においしい。

お酢は酒、つまりアルコールから造る調味料だ。世界各国、その地でよく穫れる穀物や果実などから醸造されたアルコールを使うのが普通だ。例えばイギリスなどでは麦から造るウイスキーやビールの国なので、麦を原料にしたモルトビネガーを、ワインが盛んなフランスでは、ブドウから造るワインビネガー、アメリカでは、コーンスターチを原料にしたアルコールを使ったホワイトビネガーがよく使われる。どの国もその土地で穫れる農産物からお酢を造るのが最も自然な形なのだ。

では、日本では何を原料にして酢を造るか? そう、お米から造った日本酒。日本を代表するお酢といえば文句なしに米酢なのだ。こう言うと、さぞかし日本の米酢は米にこだわって造られているのだろう、と思われることだろう。しかし残念ながら日本における米酢の内実は、どんどん薄くなってしまっている。

よく調味料についているJASマークをご存じだろうか。日本農林規格というのがJASの正式名称だが、この米酢の定義をみてみると「穀物酢のうち、米の使用量が穀物酢1ℓにつき、40g以上のものをいう」とある。つまりお酢1ℓにつき40gの米を使っていれば米酢と名乗ることができるわけだ。しかしこれは変な話だ。お酢はアルコールからできる。40gの米って、片手のひらに載るくらいの少なさだ。それで1ℓのお酒を造れるのか。いや、まず無理な話だ。昔、酒税法の罰則がない頃にどぶろくを造っていた人たちなら、「そんな少ない米で1ℓの酒なんかできないよ」と笑うはずだ。

JAS規格では、米を40g使いさえすれば、他のアルコール類を加えてもよいことになっている。水増しならぬアルコール増し、である。だから安い米酢の裏面表示をみると、原料欄に米以外に「アルコール」と表記されているはずだ。

さて、米だけでないにせよアルコールができたら、これをお酢にするために酢酸菌を加える。酢酸菌は液体の表面に膜のように菌糸を張る性質があるので、表面だけがじわじわと発酵するようになっている。しかしそれでは時間がかかるので、近年では空気をぶくぶくと循環させ、発酵を促進する「速醸法」という手法が採用されている。すると、なんと1日から3日でお酢を造り出すことができる！　ちなみに、速醸法が普及する前には静置発酵という手法しかなかった。その名の通り静かに置いておくだけという意味で、半年から2年以上かけて発酵と熟成をしていたわけだ。速醸法というのがどれだけ手早く造る方式か、おわかりだろう。

しかし速醸法でも、アルコールの発酵から自社でやっているメーカーはまだいい。多くのお酢メーカーは、大手が醸《かも》したお酢を仕入れ、ちょっと手を加えただけで自社のお酢として売っている。中には化学調味料などを添加して「昔ながらの造り方」と表記しているところもあるので、要注意だ。ま、昔からそうやっているなら、ウソではないのだろうけれども……。

こうやって安価なお酢はできている。速醸法で造られたお酢は、ツーンと強い酸味を感じた後、スッと酸味が消えていき、旨さはあまり残らない。それは本当のお酢の味ではないのではないかと思ってしまう。特に、飯尾醸造の「富士酢」に出合った今となっては。

米だけから造る「富士酢」はこう造られている

天橋立《あまのはしだて》で有名な京都府の宮津《みやづ》市は日本海に面した漁業の町だ。ここに5代続くお酢屋さん、飯尾醸造がある。現代の日本で、お酢もろみの醸造から静置発酵のみでお酢造りをしている、数少ない蔵だ。しかし、この蔵の凄みはそれだけじゃない。徹底した原料へのこだわりがあるのだ。

「お酢造りは質の佳いお米作りから始まります。うちのお酢には、完全な無農薬米しか使いません。ご高齢になった生産者さんに頭を下げてお願いし、そして私たち蔵人も棚田を借り受け、総出でお米作りをします」と語るのは、5代目社長・飯尾彰浩氏だ。農産物の仕事をしている僕から見れば、お酢の原料に無農薬米とは実に贅沢《ぜいたく》であり、そんなこと本気でやるの？ というものだ。しかも彼らが借り受ける棚田は機械が入らないので、すべて手植えである。また、契約栽培農家さんから米を買い取る価格を聞いてまたビックリ。ここに書くわけにはいかないが、いまや日本で最も高い米の部類に入るのではないか、という価格なのである。

「でも、作りにくい無農薬栽培をお願いしていますし、私たちは地元の丹後《たんご》地方でできた米しか使いたくありませんので……」

こんな蔵、見たことない！

さて、こうして丹精こめて作られた米を収穫した後、冬に入ると酒造りが始まる。それまで田んぼに出ていた蔵人は、いっきに装いを替えて蔵の人となるのだ。

「うちの米酢『富士酢』は、1ℓにつき200gのお米を使います。そうすることで、米の旨みが強く出ます。当然、日本酒を仕込む段階はとても重要です」

ということで、この蔵には但馬《たじま》杜氏《とうじ》のもとで修業を積んできた本格的な日本酒の杜氏さんがいる。彼が造った日本酒は、瓶詰めして販売しても大好評を博すであろうほどにおいしいということだ（でも法律上、それはできない。残念！）。このお酒を「酢もともろみ」といい、これを大きなタンクに溜めて、酢酸菌の膜を浮かべる。菌の膜は、ほかのタンクからひょいと持ってくる、江戸時代から続く「蔵についた菌」だ。これを最低でも8カ月、そこから2年くらい寝かせて十分に旨みを醸成したのち、製品として瓶詰めされるのだ。

本物のお酢はこの上なくおいしいという真実！

さて、問題はお味。こうしてできた富士酢を舐めてみると、速醸法のお酢とはまったく違い、まず強い香りと、どっしりした深い旨みを舌の上に感じる。その強い旨みは後に後に、余韻を引く。この強い旨みは速醸法のお酢にはなかったものだ。

「この富士酢は、料理人さんや自然食を好む方たちには好評だったのですが、最近また面白い商品を造りました」と、彰浩氏が言うのが「富士酢プレミアム」。何がプレミアムかというと、なんと通常の富士酢を上回る320gの米（JAS規格の8倍！）を投入している！　その味は、ちょっと筆舌に尽くしがたい。香りも味も旨みも「強い」富士酢に対して、なぜかプレミアムは「まろやかさ」や「上品さ」が加わるのだ。そして、旨みの余韻ははるか彼方まで強く残り続ける……。この富士酢プレミアム、900㎖で税込2376円。安い速醸酢の5倍程度の価格だ。しかし、ここまで読んだ方ならきっとその「理由」を納得してもらえると思う。

面白いことに、いま飯尾醸造で販売している中で売れに売れているのがこの富士酢プレミアムだという。

「あるとき計算してみると、富士酢プレミアムをあと1割多く売れば、一番安いレギュラー品を半分に減らしても利益が確保できることに気づいたんです」

なんとプレミアム商品を、お飾りではなく、利益の筆頭に置くとは！　そしていま、本当に富士酢プレミアムが稼ぎ頭になっているという。

飯尾醸造のウェブサイトを一度覗いてほしい。ブログを読むと、その真面目で一生懸命な姿勢に、きっとファンになってしまうだろう。そしてもちろん、お酢を直送で買うこともできる。特に富士酢プレミアムは百貨店などごく一部の売場にしか置いていないので、ネットで注文する方が安くあがることが多い。我が家ではいつもプレミアムの一升瓶を２本購入している。興味のある方はまず富士酢プレミアムを買って、市販品と舐め比べをしてみてほしい。

日本のおいしい油を見直そう

食料自給率が低いことに不安を覚えつつも、知らず知らずのうちに外国産のものを食べてしまっているのが日本人だ。では、その事実を知れば、消費者は国産の食材を買おうとするのだろうか。自給率の低い食材といえば、例えば餌を輸入穀物に頼っている畜産物や油、そして小麦である。これらを純国産にした商品をたまにみかけるが、一般的に売られているものよりも高いことが普通だ。例えば第４章にたまごのことを書いたが、僕が食べた中で最も高かったのが、完全に国産の餌を食べさせた親鶏が産んだ10玉２５００円もするたまごだ。また、国産小麦１００％のパンなども、世界の穀物価格との関連の中で、割高になることが多い。油に関しても、国産の菜種や胡麻を搾った油は、大メーカーのサラダ油と比べると驚くほどに高いのが普通だ。そうしたものを「国産で、自給率が上がるから」という理由で買うような消費者はそれほど多くないだろう。自給率向上のために身銭を切るという人はあまりいないはずなのだ。

でも、これまで書いたようにそれが「明らかに国産の方がおいしい」となったらどうだろうか？　日本人には、おいしければ少々高くても買うという人が多いはずだ。僕はそっちの人にぜひ耳をかしてもらいたいと思っている。

日本人にとって、油はかつてご馳走だった。NHKドラマ「あまちゃん」に登場して話題になった「まめぶ汁」という郷土料理の郷である岩手県久慈市山形町という山間部では、おいしいということを「くるみ味がする」と言う。油が貴重だった時代には、山で拾うオニグルミの実がご馳走だったからだ。ご存じの通り、クルミは油脂の塊。油は脳にダイレクトにおいしいと感じさせるたべものなのだ。この油の食料自給率がたったの3％。ほぼ輸入した油糧作物を搾るか、油自体を輸入している。この国は、鮮度が求められる野菜や米の自給率が高いので表向きわかりにくいのだが、一枚皮をめくってみれば、カロリーの高いものの自給率は軒並み低いのだ。さて、僕はなにも建前論として「日本の油を使って、油の自給率を上げよう！」なんてことが言いたいわけじゃない。大事なことは「油のおいしさに着目して選べば、自然と国産になるはず」ということなのだ。

我が家にはいま、大メーカーのサラダ油なるものは一切ない。理由は簡単、まずいから使わなくなってしまった。ふだん、油をそのまま口に入れる人はいないだろうから、安いサラダ油に味や香りがあるということを想像もしない人がほとんどだろう。改めて自宅のサラダ油をスプーン1杯舐めてみてほしい。瞬間に、ちょっと嫌な匂い、嫌な後味を感じるはずだ。以前、料理人向けに野菜の食べ比べの会をしていたことがある。料理学校と組んで開催したのだが、ナスの食べ比べで揚げナスをしたとき、大手メーカーのサラダ油を使用して出した。多くの飲食店や家庭で使われているものに合わせようという趣旨だったのだが、参加者のひとりが「油がまずくて、素材の持ち味が消された」という声をあげたのに、僕はハッとした。恥ずかしい話だが、それで教えてもらったと感じ、油の研究を続けている。

知っているようで知らない油というたべもの

僕たちが使う食用の油には、大別すると動物性油脂と植物性油脂がある。例えば塊の豚バラ肉を茹で豚にしたとき、煮汁を冷ますと白く固まるのがラードだ。炒めたり、揚げ物をしたりするときにおいしい動物性油脂だ。そして胡麻やクルミを軽く煎り、スパイス用のミルでギュウギュウに搾ってみる。するとジワッと油が滲み出てくる、あれが植物性の油脂だ。

動物性油脂の多くは日本で生産された家畜（豚や牛）の脂から採るけれど、彼らが食べている餌はほとんど輸入穀物なので、自給率は低くなる。植物性油脂も、値段の点からほぼすべて輸入に頼っているのが現状というわけだ。植物油は、油脂を多く含んだ原料を、圧搾（圧力をかけて搾る）したり、化学的に抽出したりして得ることができる。油脂原料には様々なものがあるが、代表的な原料は大豆・菜種・綿実・パーム（椰子）だ。これらの中で最も日本人が慣れ親しんできたのが菜種の油である。というのは、菜種を搾った油は電灯の普及以前、行灯《あんどん》の燃料として使われていた。庶民の暮らしの中で、菜種油が焼ける香ばしい匂いは、日本人にインプットされているのだ。

「よく見かけるサラダ油って何からできているの？」という方は製品の裏面をみてほしい。大豆や菜種、コーンといった原料が記載されているはずだ。しかしサラダ油には、これといって作物の風味がしない。大豆っぽさや菜種っぽさが伝わってこないことが多い。それもそのはず、サラダ油というのは原料の名前ではなく、高度に化学的に精製された油なのだ。

一般的なサラダ油の製法としては、原料に含まれる油を無駄なく徹底的に抽出するため、ヘキサンという溶剤を混ぜる。すると原料内の油がほぼ全量溶け出す。これを加熱するとヘキサンが揮発して魔法のように油だけが残る。これにカセイソーダなどを加えて精製し、活性白土というものを加えて色をとる。さらに匂いをとるために高温にし、水蒸気を吹き込んで脱臭をし、最後に冷えると固まる性質を持つロウ分というものを除去する。これがサラダ油の大まかな造り方だ。

「ひええ、何が何だかわからないけど、すごく手がかかってるなぁ」と思うだろう。その通り、サラダ油は多重な処理を重ねて油脂原料の個性をなくすことで、多用途に使えるようにした油なのである。だから、油の個性はなくていいという使い方なら、そのまま使えばいい。ただし、サラダ油も数種並べて舐め比べれば、風味に違いがあるのがわかるはずだ。以前、僕が非常勤講師として教える学生に油の舐め比べをさせたとき、大手メーカーのサラダ油を舐めさせたら、「おいしいと思えない」と多くの学生が回答した。

サラダ油は、その工程で高温にさらすため、酸化しやすくなっているという人もいる。また、チェーン店などで使用される業務用のサラダ油には、泡立ちを抑えるためにシリコンが添加されていることが多い。あの、女性が胸を大きくするために注入するというシリコンと同じものだ。実は少量のシリコンは食品添加物として認められているのだが、僕自身はそんなもの、口にしたいとはまったく思わない。このように、知っているようで知らないサラダ油の裏側には、あまり都合のよくないものもある。油もピンからキリまであるのだ。

逆に、個性のある油ということでは、日本ではいまオリーブオイルが人気だ。オレイン酸がたくさん含まれていて健康にいいよ、というふれこみだし、ワインのように香りを愉しむ人も多い。でも僕は大いに不満だ。果実から直接搾り出すことができるオリーブオイルは確かに香りがよく、おいしいと思うものも多い。オリーブの品種や産地、搾り方によってまったく味が変わるところから、ソムリエ的な楽しみもある。イタリア料理の浸透とともに、日本におけるオリーブオイル人気も盤石のものとなった。

しかし、たかだか250㎖程度の瓶で2000円もするような高い商品がバンバン売れていくのをみると、悔しくなってしまう。イタメシブームに沸いた80年代半ば以前は、「オリーブオイルはクセがあって臭い」と言う日本人が多かった。漫画「美味しんぼ」の初期に、イタリアのオペラ歌手が来日したが不調に陥ったのを、主人公の山岡が本場のオリーブオイルをタコにかけて食べさせたことで歌えるようになったという話がある。その作中で、日本人は「クセが強い！」という反応をしている。つまり当初、日本人はオリーブオイルをおいしいと思っていなかったのだと思われる。それから30年、一般家庭にパスタが普及することでオリーブオイルに触れることが多くなり、僕たちはオリーブオイルの匂いに「慣れた」のだ。

ならば純国産の、料理に合う油をもう一度発見しなおせば、「国産油っておいしい！」ということになるのではないか。そこで、僕としては日本の菜種油を再発見してほしいと思うのだ。

日本の菜種油は、エレガントな香りと味！

菜種油に関する多くの読者の反応は、「いやー菜種油って、あの臭いヤツでしょ？」というものかもしれない。でも、おそらく皆さんが手にする菜種油は、例えば道の駅の直売所で売られている、菜種生産者たちが製油所に委託して搾ってもらっているものや、自然食品店で流通しているメーカー品ではないだろうか。

実は、菜種は米の代わりに栽培することで補助金が出る品目の一つなので、全国的に栽培をする人がいる品目だ。例えば北海道の滝川市《たきかわし》などの大きな産地ではまとまった量を集めることができるが、ごく僅かな面積を持つ農家が数人だけというような産地だと、量的にまばらだ。そういう場合は一般の流通に乗らずに、地元で製油設備を持つところに搾油を委託して、油を搾ってもらうということになる。このパターンの場合、品質は相当にばらつく。製油業者も、安定した品質の市場流通品ならば一定のレシピで製油することができるが、スポットで菜種を持ってこられても、十分にテストする時間もない。したがって、その菜種に合った条件で製油することができないケースがあるのだと思う。

圧搾した菜種油で一番使いにくいと思うケースは、先にも出した「菜種油特有の、ムワッとくる匂い」だと思う。確かにそうした匂いを感じる菜種油は多い。しかも720㎖で2800円とか、かなりいいお値段になっていたりする。これでおいしくなければ冗談じゃないよ、という気持ちになってしまうのは仕方のないことだと思う。

ブラックボックスがまったくない菜種油は美味しい！

数年前に、岩手県の一関市《いちのせき》で菜種油を搾る「工房地あぶら」の若者に出合った。味を試してほしいというので彼の菜種油を持ち帰り、皿に少し垂らして鼻を近づけると、そこから立ち上る、まさにフローラル・アロマとしかいいようのない強い花のような香りにビックリした。蜂蜜のような、そしてアブラナ科特有の香ばしいおいしそうな香り。口に含むと強い香りが鼻に抜けるが、見た目ほどにはくどさがなく、逆にあっさりと切れていく。ああ、これはよくいわれる「ブワッとくる菜種のクセ」ではなく「美しい菜種の香り」ではないか、と思ったのだ。僕はこの油を作っているところを見てみることにした。

一関市の大東町は、東日本大震災で津波によって破壊された陸前高田《りくぜんたかた》の隣りだ。津波の被害はなく、搾油はずっと続けられている。「うちの精油は、ブラックボックスがありません」というのは本当だった。「工房地あぶら」では近隣で栽培された菜種を搾っている。

作業風景を見せてもらうと、本当に言った通りの目に見える工程だ。香り高い油になるように適度に釜で焙煎すると、菜種に含まれる油が高温で搾りやすくなる。これをドリルの歯のような心棒が入った圧搾機に通してギュウギュウと搾っていくと、濁った黄色の液体がトロトロと流れ出てくる。この段階では菜種の滓《おり》が大量に混ざっているので、油を一斗缶に入れて数日保管すると、滓が沈殿し、上澄みは見違えたように綺麗に澄んだ黄金色になる。この上澄みを大鍋に移して熱し、濾紙を通して不純物を取り除き、タンクに貯蔵する。以上が搾油工程だ。

もちろん最後の瓶詰めも手作業で、本当に「見えない部分」がない。製造工程がわかりにくく複雑なサラダ油とは大違いだ。焙煎した菜種の香りは、キャベツを炒めたときに立つあのおいしそうな香りそのもの。それはそうだ、菜種もキャベツもアブラナ科、同属なのだから。

この搾りたての菜種油で天ぷらを揚げていただいた。サラダ油のように脱色していないから、衣が黄色に色づきおいしそう。口に運ぶと、あの菜種のおいしそうな香りがブワッと鼻腔いっぱいに拡がるのだ。ああ、油っておいしいご馳走なんだ！

とろりとした菜種油からは、本当に蜂蜜のような香りが漂う。これが香りのままか匂いになってしまうかは、焙煎工程が決めるようだ。行きすぎた焙煎をしてしまうと、くどい胡麻油のような強い匂いになってしまう。胡麻油はその匂いが食欲をそそることもあるが、菜種の場合はマイナス要因だ。原料となる菜種の出来不出来や水分含量によっても焙煎度合いは変わるので、ここが肝なのだ。

こうして気に入った菜種油をいろんな人に舐めさせてきたが、どんなに品のよい菜種の香りでも「やっぱり匂いがするじゃないか」という人もいる。でも、そんな人でも「え、これが菜種の圧搾油？」と驚く油がある。それはほぼ非加熱の圧搾菜種油だ。つまり焙煎をしていない菜種を搾った油である。これを搾っているのは、青森県の横浜町にある菜の花トラストin横浜町という組織だ。通常は香りが立つまで焙煎するところを、ちょっとだけ温めて圧搾する。当然、油の出は悪いのだが、何度も搾り直さず、一番搾りした油だけを製品にする。

この「御《おん》なたね油」を初めて舐めたときは衝撃だった。というのは、焙煎をした方が原料である菜種の香りが匂い立つものと思っていたのだが、実際はその逆で、非加熱の菜種油の方が先鋭的で強い香りがする。焙煎香はないがその分、植物の持つ香りが強く感じられるのだ。

さっそく仲のいい日本料理店である渋谷区広尾の「山藤」に持ち込み、この御なたね油で天ぷらを揚げてもらった。野菜の精進揚げが、いきなりものすごくリッチな味と香りにまとわれる。板長の梅さんも「こりゃ、油がおいしすぎて素材より大勝ちしちゃってるよ！」と驚いていた。いま同店では、御なたね油を半分に、通常の白絞油《しらしめゆ》半分で天ぷらを揚げている。「そうしないと素材より油が目立っちゃうんだ」というほどに強く美しい香りのする油なのだ。また、熊本県で九州産の食材にこだわった売場を展開するホールスクエアというスーパー内にあるレストランでは、ランチ時に人気を呼んでいる具だくさんのサラダに地元の圧搾菜種油と富士酢、秋田の魚醤のドレッシングを使っている。これを食べた人たちは、すべてが純国産食材だとは気づいていないはずだ。国産は「高い」かもしれないが、「おいしい」でもあるのだ。

日本の菜種油はサラダ油と比べると確かに高い。けれども目に見える工程で作られる、輝くような風味を持った個性的な油である。その味わいに少しでも関心が湧いたなら、ぜひ一度だけでも購入して、サラダや炒め物、天ぷらなどでサラダ油と食べ比べてほしい。きっと、新しい発見があるはずだから。僕は日本のたべものの、まだ面白くなるはずのフロンティアの一つが油だと思っている。もっと「日本のおいしい油」を追求したいものだ。

第8章　日本の「食料自給率」と「食料自給力」を考える

これまではたべものの価格の話をしてきたが、本章では日本人とたべものについて考える際に避けて通ることのできない食料自給率について書いていきたい。

食料自給率という言葉を知らない人はいないだろう。そしてそれがだいたい40％前後（平成26年度は39％）であることを知っている人も多いはずだ。この数字は非常に重要で、日本の食料政策の基本にもなっている。例えば農業に関する法律や制度、予算などを決めるとき、「これくらいの自給率を達成するためには、こうしたモノ・コトが必要」というように、意思決定に大きな影響を与えている数字なのだ。

しかし、この食料自給率ほど誤解されているものもない。巷《ちまた》では「食料自給率が低いのは、自分たちの仕事を増やしたい農林水産省のでっちあげだ」などと言う人もいるし、「食料自給率という数字自体が日本にしかないまやかし」という人もいる。

その一方で、国民の多くが食料自給率の低さに不安を抱いているというのも事実だ。平成26年に内閣府が実施した世論調査では、自給率（39％）に対し「低い」とする回答の割合が69・4％。将来の食料輸入に対し「不安がある」とする回答の割合が83％に上った。つまりほとんどの日本の国民は明らかに、ある程度の自給率を確保してほしいと願っているのである。

そして2014年、「日本・オーストラリア経済連携協定（日豪ＥＰＡ）」が合意に至り、ＴＰＰ（環太平洋戦略的経済連携協定）交渉もそろそろ合意が近いといわれている。国内では農政改革・農協改革の嵐が吹き荒れ、日本の食料事情が今後どうなっていくかの分かれ目となりそうな状況である。このような状況で、食料自給率を巡る話題を改めて読み解いてみることが、この国のたべものの最前線をみていく上で大事なのではないかと思う。

日本の現状、カロリーベース食料自給率39％から考える

ご存じとは思うが、日本は食料自給率が低いといわれている国だ。食料自給率とは、「国内で消費された食料」を「国内で生産された食料」で割ったものだ。

これを、国内の生産量の統計や輸入・輸出統計などを組み合わせながら数字を求めていく。

平成26年度の食料自給率は以下の通りである。

カロリーベース：39％

生産額ベース：64％（農林水産省「日本の食料自給率」より）

多くの人はこの二つの数字を並べられると、どっちが何を表してるの？　と戸惑うだろう。

一つめのカロリーベース自給率というのは、人間の活動に使われるカロリー、すなわち熱量で考える自給率ということ。たべものはそれぞれ大きさや重量、含まれる栄養価が違うので、重量ベースで計算してもあまり意味がない。そこで、たべものの評価軸として汎用的に使える「カロリー」に換算して表すものだ。対して生産額ベース自給率というのは、そのたべものが流通する価格で計算された自給率だ。

　こう書いても、多くの人は「よくわからないんだけど？」となるだろう。簡単に言えば、カロリーベースは〝消費者側の自給率〟といってよい。消費者が食べたものの何％が国産かということ。対して生産額ベースというのは〝生産者側の自給率〟。食料の販売額の中で国内生産者の取り分が何パーセントかということ。確かに現在、消費者が食べているものの39％が国産で、その国産品は輸入食品よりは高いのが普通だから、生産者の取り分はわりと高めで64％になっている。そう考えるとなんとなく納得がいくだろう。

　この二つの食料自給率のうち、数字が大きくとりあげられるのは前者のカロリーベースであることがほとんどだ。人間活動に重要なのはカロリーであって、その自給がどの程度できているのかという指標として、カロリーベース自給率が使われることが多いわけだ。これに対して「生産額ベースでみれば食料自給率は高

$$\text{食料自給率} = \frac{\text{国内消費仕向}}{\text{国内生産}}$$

食料自給率の計算式

いのだから、日本の農業は大丈夫」と結びつける人もいるが、そう簡単な話ではない。もちろん生産額ベースが重要な場面もある。例えば日本では野菜の自給率はかなり高いが、野菜のカロリーは非常に低いので、カロリーベース自給率の上昇には寄与しない。こうした品目はカロリーベースでは評価しづらいので、生産額ベースで経済価値を表現することになるのである。

さて、このカロリーベースの自給率39％という数字だが、これは高いのか低いのか。問うまでもなく低い数字であることはご存じだろう。これも農林水産省が公表している13カ国の数字（２０１1年の試算）を別表で見てほしい。

ご覧のようにカナダ、オーストラリアという麦類の二大産地の自給率は２００％を超えている。トウモロコシ生産のトップであるアメリカも１２７％と高く、ＥＵの農業国であるフランスやスペイン、ドイツも非常に高い。下位をみると日本の39％は断然最下位、お隣韓国も39％、日本より耕地面積の少ないスイスは57％。そして日本と同じく島国であるイギリスは72％と高い。このような状況がここ20年以上続いているのである。

なぜ日本はカロリーベース自給率が低いのか

多くの日本人が国産のご飯を食べているのに、なんでこんなにカロリーベース自給率が低いのかといぶかしむ人もいる。しかし実は、統計的に見るともう日本人はあまり米を食べていないのである。

農林水産省が作った「平成26年度食料自給率について」を見ると、日本人の摂取カロリー源の第1位は「米」で、またその自給率は98％であることがみてとれる。ホッとするかもしれないが、そこから先が悲惨である。第2位のカロリー源は「畜産物（肉・卵・牛乳など）」だが、17％という数字の横にうすく塗りつぶされた囲みで47％という数字がある。実は、単純に国内で生産されたものというなら、この数字を足し合わせた64％である。しかし日本の畜産は、餌となる穀物をほぼ海外に依存している。その餌となった輸入穀物分のカロリーのみを計算したところ47％となり、これを除外すると畜産物はたったの17％しか自給していませんよ、ということなのだ。

カナダ	258%
オーストラリア	205%
フランス	129%
アメリカ	127%
スペイン	96%
ドイツ	92%
イギリス	72%
スウェーデン	71%
オランダ	66%
イタリア	61%
スイス	57%
韓国	39%
日本	39%

各国のカロリーベース自給率

そして第3位には、なんと「油脂類」、油が位置している。日本人のカロリー源の第3位が油だというのは、ちょっとショッキングではないだろうか。しかも、その自給率はたったの3％となっている。

50年前の日本の食卓から最も激変したことといえば、米消費量の減少、そして畜産物と油脂の摂取量の増加だ。そして米以外の品目の自給率は、野菜と魚介類以外はかなりお寒い状況だということである。米がほぼ100%自給できていない状況だったら、日本の食料自給率は39%どころではなくなっているはずなのだ。よく「日本は農産物の輸入を自由化しない、保護主義の国」と言って政策批判をする人がいるが、この実態をみれば、日本ほど開国している国もないということがわかるだろう。

昭和30年代後半、日本人は年間で一人あたり約120kgもの米を食べていたと言われている。それがいま、年間に60kgも食べなくなってしまった。代わりに増えたのが畜産物と油脂、そして砂糖である。昭和30年代にはまだまだ貴重品だったこれらの品目が一般化していき、普及された結果、自給率の高い米の位置を侵蝕してきたのである。つまり日本人の食生活が変化し、自給率的に弱い品目を率先して食べるようになってしまったことが、自給率低下の大きな要因なのだ。

ではそうした実勢に即して、変化した日本人の食生活に必要なもの、つまり畜産の飼料になるトウモロコシや、油脂を搾れる大豆、小麦といった穀物を日本でもたくさん生産すればいいじゃないか、と思われるかもしれない。しかし、それは実に難しい。技術的に作ることができないわけではなく、現実的に不可能なのだ。例えば日本人が食べている畜産物の餌をすべて国産でまかなおうとすると、量的な問題と価格の問題が発生する。量的な問題とは、日本の限られた耕地面積のうち、国民生活が破綻しないだけの米を作付けしながら、余った土地をフルに飼料穀物の畑にしたとしても、残念ながら十分な量の餌を確保することができないということだ。そして金額でいうと、穀物飼料の代表であるトウモロコシに大麦、コーリャンといった品目は、人件費の高い日本で生産すると国際価格に太刀打ちできない。

油脂となる大豆や菜種、そして小麦の問題も基本的に飼料穀物と同じであると考えていい。したがって、それらを国産にした場合、国民はいまより確実に高い畜産物・油・小麦製品を買わねばならないことになる。むろん、それでよいなら日本の生産者は喜んでそうするだろう。しかしいま現実にそうなっていないという状況は、国民がそうしたことを選択していない結果なのである。

では同じように島国で、それほど耕地面積が大きいわけではないイギリスが、なぜ72%もの自給率を達成しているのか。皮肉なことに、日本の食料事情と正反対なのである。

イギリスで重要視されているたべものといえば、いまも昔も麦類と酪農製品（牛乳やチーズ）、ジャガイモ、そして食肉である。これらは基本的に国内で生産される率が高い。また畜産の飼料に穀物を大量に使用する日本と違い、基本的に粗飼料と呼ばれる草資源と、国内でまかなえる穀物を使用している。だからイギリスで霜降り肉に出合うことはほとんどない。イギリスでは食習慣が昔からほとんど変化していないので、国内で生産されている、イギリスの気候風土に合った農畜産物がそのまま受け入れられているのだ。

もう一つは、第一次大戦・第二次大戦でイギリスでは深刻な食料危機を体験したことで、国内世論が「最低限度の自給率は確保しておくべき」という方向に固まったということらしい。

2014年10月に僕がイギリスを取材旅行した際、ヒアリングした農畜産物の関係者に食料問題の質問をすると、ほぼ全員が自国の自給率の数字を踏まえた話で答えてくれた。つまり自給率を意識しているということだ。

このように、日本の食料自給率が低い一番の理由は、日本で生産しやすい食料を日本人自身が選んでいないということだといえるのである。乱暴ないい方かもしれないが、バブル的な食料消費、つまり「消費者が食べたいものを食べる」という傾向がまだ続いているということだと思う。農林水産省からすれば「頼むからもっと米を食べてほしい」というところだろうが、深刻な食料危機にならない限り、いまの日本人がそちら側に振れることはないかもしれない。

食料自給率を巡る批判について考える

さて、いままでみてきた内容は、その多くが農林水産省が公表している文書やデータを基本としたものである。しかし冒頭で書いたように、この食料自給率という数字自体に問題があるとする声も多い。

その中の代表的なものが、先にも書いた「生産額ベース自給率は高いのだから、日本の農業は大丈夫」というものだ。これに関しては、そもそも見方が偏っていて、生産額ベースとカロリーベースは用途が違うということをご理解いただけたと思う。その他に次のような言説もある。

「自給率の計算は、国内への消費仕向量がベースとなっていて、廃棄されている食料分がカウントされていない。廃棄分をまだ使える資源とみなせば、自給率は上がるはずではないか？」

「そもそも、食料自給率などという指標を問題にしているのは日本くらいで、他の国はそんなことで騒いでいない」

先に挙げたように、13カ国のカロリーベース自給率を計算すると、日本は堂々の最下位だが、そもそも食料自給率なんてことを問題にしている国は少ない。こんな数字自体が、農水省や農協が自分たちの生き残りのためにこねくり回して出してきた数字なんじゃないか？　というわけだ。

残念ながら、これはまったく見当違いな話だ。そもそも食料自給率が高い国には、食料安全保障の問題は存在しない。したがって、食料自給率に対する関心が低いのは当然の話だ。だから、彼らは食料自給率を問題にしないだけなのである。

たとえ話で説明しよう。日本で識字率、つまり読み書き能力の普及度が問題になっているだろうか。また、飲み水が不足しているということが問題になっているだろうか。いいや、日本は識字率が高く、また水資源が豊富で水道も普及しているので、そうしたことは問題視されていない。つまりはそういうことである。日本は異常に食料自給率が低いので少々問題視して、少し向上の方向に振れないといざというときに危ないよ、ということなのである。

実際、ヨーロッパの各国はいまでこそ問題のない食料自給率を達成しているものの、第一次大戦の後に深刻な食料難を経験している。そこで、自給率を向上させる政策を打ち出し、また隣国や友好国との通商条約等で食料安全保障体制を徹底的に構築したという経緯がある。それがあってのイギリスの食料自給率72％なのである。アメリカでも同じく、ブッシュ（ジュニア）大統領が「食料自給は国家安全保障の問題である。あなたは食料自給できない国を想像できるか、それは国際的圧力と危険にさらされている国だ」と、国民向けの演説で話したといわれる（『食の戦争　米国の罠に落ちる日本』鈴木宣弘著より）。

そして当たり前の話だが、「食料自給率」を示す英語は存在する。「food self-sufficiency ratio」である。この単語で検索をすればＦＡＯ（国連食糧農業機関）などの公式文書で普通に使われていることがわかるだろう。食料自給率という問題が、海外では存在していないという認識はいったいどこから出てきたのだろうか、と思わざるを得ない。

ただし一点だけ付け加えると、食料自給率上位の国では、カロリーベース自給率ではなく金額または重量ベースの自給率を話題にしていることが多い。では先の数字は誰が計算したの？というと、これは日本の農林水産省が各国の統計数値を使って導き出したものである。そうしたこともあり、「やっぱり農水省が自分の食い扶持《ぶち》のためにひねり出したんじゃない？」とみられるようだ。あなたはどう思われるだろうか。この辺は読者にゆだねたい。

次に、もう一つよくネット上で話題になる次のような意見についてはどうだろう。

「食料自給率は、実際には廃棄されている食品も含めて計算されており、廃棄されている食料が減少すれば、食料自給率は上がるはずではないか？」

これは、近年とみに問題視されている食品廃棄物や食料残渣《ざんさ》の問題である。平成24年度のデータをみると、一般家庭から出る家庭系廃棄物1014万ｔのうち、可食部分（つまりまだ食べられる）ものに関していえば約640万ｔあるという。この分を食べれば、自給率は上がるはずだという議論である。

仮に、国内で生産されたものを国民が残さず食べ、満ち足りたとする。結果、輸入食料が減少したということであれば、食品廃棄物の削減は自給率向上につながるといえる。

しかし、よく考えてほしい。現在廃棄されている食品は、国産・輸入の双方が混ざっているのではないか。全国的に国産品だけが余ったり、また輸入食品だけが余ったりすることがあるはずがない。廃棄された食品の国産・輸入の比率は捨てられずに食べられている食品の国産率・輸入率とほぼ同じだと考えるのが自然のはずである。

だとしたら、食料自給率自体は変わらないのである。おわかりだろうか、食品廃棄の問題と食料自給率は、まったく異次元の問題なのである。もちろん、食品廃棄物のことを考えなくていいというわけではない。食品廃棄はもったいないし、なくしていくべきだ。ただ、そのためには、どんな工夫よりも消費者がその購買スタイルを変えていくことが必要になるはずだ。

現在の食料自給率は欲望の反映である

先に触れたように、食料自給率が低いということに対し不安を抱く国民が多いということは調査等で明らかだ。しかし実際には、食料自給率が向上することはこれまでなかった。カロリーベース自給率は消費者にとっての自給率という言葉が先ほど出たが、まさにそうだと思う。というのは、消費者が食べたいものを食べ散らかしている結果がいまの自給率そのものだからである。

いまのところはまだ国民のカロリー源は米が第1位の座を占めているものの、年々その摂取量は減っている。そしてカロリー源第2位の畜産物は、その餌の大部分が輸入なので、換算自給率は低い。そして第3位の油脂に至っては3％に過ぎない。

これは、消費者が自分の食べたいものを食べてしまった、その結果の自給率39％なのである。食べたいものを自由に選択する社会であり続ける限り、日本の自給率が向上することは考えにくい。米を一人あたり年間120kg食べていた昭和30年代の食生活に戻れば、自給率はまたたくまに向上するはずだ。しかし、現代の食生活は欧米化し、その結果日本で生産するとコストがかかるものばかりを摂取している。自給率を上げるために国民は食生活を変えよ、と言ったところで、国民の大きな反感を買うだけだろう。

同じように戦後に食料難に遭遇したイギリスなどでは、自国の食文化がかなり保守的で大きく変わることがなく、カロリーベース自給率に寄与する穀物や、自国内で生産される飼料を与えた乳製品・肉・卵を食べるという生活スタイルを保持し続けることができた。そのこともあって70％台を達成している。しかし、日本人の食生活は多様に花開いてしまったのだし、それがこの国の一つの価値ともいえる状況だ。

こうしてみると、食料自給率という数字を生み出した農林水産省は、これによってその存在意義を世に問うことができたかもしれないが、永遠に到達しない課題を背負ったということもできるかもしれない。農林水産省では、食料自給率目標を設定するための会議内容を公開しているのだが、そこで食料消費に関する課題として次の4つを挙げている。

1. 食の外部化・簡便化が進む中、食料供給者である食品産業の対応が必要。
2. 個人は様々なライフスタイルを営んでいることから、これを踏まえたきめ細かい対応が必要。また、食品産業の現状を踏まえた対応が必要。
3. 農林水産業への理解増進に向け、あらゆる機会を活用した効果的な働きかけが必要。
4. 国内市場において国産農産物のシェアの回復をはかるとともに、拡大が見込まれる海外市場の需要の取り込みが必要。

ではこれに対してどう対応するかという方向性については、

1. 消費者の信頼を確保する。
2. 食育を推進し、消費拡大の前提となる食や農林水産業への理解を増進する。

3．国内外での需要拡大を促進する。

という3つが挙げられている。最後の国内外での需要拡大についてはあまり自給率に貢献するとは思えないので、「かけ声」ということで受け止めるが、消費者の信頼を確保するとか、食育推進で理解を増進するというのは、つまり「なんとか自給率向上に向けて消費者に協力してもらう」しか方法がないと言っているようなものである。つまり「お手上げ」であると僕はみた。

そして、農林水産省が次なる一手として出してきたのが「食料自給力」という新しい指標なのである。

日本の食料自給力はどのくらい⁉

食料の潜在的な生産力がどの程度あるのか、という意味で、食料自給力という言葉はこれまでも農業白書などで使われてきた。しかしその「力」に具体的な数値設定などは存在していなかった。それをきちんと指標化していこうというのが、食料自給率目標の議論とともに出てきた。

食料自給率目標を高いところに掲げたとしても、消費者が好き放題に現状のような食料消費を続ける限り、達成は難しい。しかし一方で、消費者は「自給率が低いのは不安だ」とも言う。それならば、いまの日本で潜在的に食料生産をできる土地やリソースをすべて活用した場合、どれくらいの食料生産ができるのか、仮定の数字を出してみてはどうか、というのがこの「食料自給力の指標化」の狙いだと思う。

現在ある田畑だけではなく、再生可能な荒廃農地や水資源をフルに活用することを想定する。そうなると、消費者の欲望の結果である現状の自給率とはまったく違う値が出てくるはず、というわけだ。

実はこの潜在的な食料自給力という指標については、イギリスがすでに導入している。イギリスでは、1日一人あたり必要な供給熱量を2236kcalと仮定し、いくつかのケースに分けて試算をしている。面白いのは、日本ではまず米が想定されるところが、イギリスでは小麦だということだ。

例えば、現在の穀類・園芸作物・畜産物の生産を継続した場合は2793kcalになるという。次に、潜在的に耕作可能なすべての農地に小麦を生産した場合どれくらいの食料が確保できるか。なんと7009kcalを自給できる。最後に、潜在的に耕作可能なすべての農地で有機農法で小麦を生産した場合。それでも2799kcalを生産できる（データはイギリスの環境・食料・農村地域省（Department for Environment, Food & Rural Affairs）による2010年の試算例）。

イギリスは、日本と同じ島国ではあるが、国土面積における平地の割合が日本より高い。食料生産に関して同じ条件ではないので、「イギリスができるから日本も可能」とはならない。また、日本よりも耕作可能地の面積が少ないスイスは、有事の食料計画が検討されている。スイスでは現状でもEU圏内からの輸入食料に頼っている部分が大きいが、同計画ではそれでも備蓄を放出し、輸入を促進し、作付け転換による食料増産を行うということで2300kcalを確保する算段をたてている。ここで「輸入を促進」とあるのをみて「じゃあ、日本だって輸入すればいいじゃん」と思われる方も多いかもしれないが、ヨーロッパにおけるスイスの位置づけは日本とはまったく違っていて、まず陸続きで輸入に関わるコストが非常に低い。またEU圏内では食料安全保障を前提にした外交政策をが行われているのだ。

おそらく彼らは「日本はなんであんな島国なのに、国民が騒がないんだろう?」と思っているだろう。これは本当に国民性だ。日本では不安感よりも好きな食べものを選びたいという欲望の方が勝るのだ。

というわけで、農水省としてはこの食料自給力という数値指標を設定しようとした。食料自給率はあくまで「現状の食生活」をもとにしたものであり、食料自給力は「日本の農林水産業が持っているであろう底力をみるための数字」と捉えればいいと思う。

その前提条件として、生産転換(田畑でないところを耕して使う)の期間は考慮しない、生産に必要な労働力は足りているものとし、肥料や農薬、種子に燃料、用水などは十分確保されているという前提が挙げられている。実際にはこれらの前提が満たされていることはあり得ないのだが、国の食料安全保障がどうなっているかをおおまかに把握するための値と考えれば、まあいいだろう。

試算のパターンとして用意されているものも数本あって、内容をみると「米といもだけ」というような貧相なカロリーのみではない。例えば、田んぼでは表作(4月~10月)には米または野菜を作り、二毛作可能な地域では小麦をフルに作付けする。畑では栄養バランスを一定程度考慮しつつ、一作目では大豆・野菜・果実を作付けし、二毛作可能な地域では跡地二作目に小麦を作付けする、というようなシナリオが数本準備され、試算されている。

では、その食料自給力、どの程度の数字になったのか⁉

これが平成26年度の食料自給力指標だ

食料自給率は「39％」というように具体的な数字がパキッと出てくるのだが、食料自給力については「指標」なので、提示の仕方が変わる。どのように変わるかというと、農地等の資源を最大限に活用することを前提に、ひとの命と健康維持に必要な食料生産のパターンを4つに分け、それぞれにどの程度の熱量（カロリー）を生産できるかという数字で表す。

日本で想定する生産パターンは、次の4つだ。

パターンA：栄養バランスを一定程度考慮して、主要穀物（米・小麦・大豆）を中心に熱量効率を最大化して作付けする場合

パターンB：主要穀物（米・小麦・大豆）を中心に熱量効率を最大化して作付けする場合

パターンC：栄養バランスを一定程度考慮して、いも類を中心に熱量効率を最大化して作付けする場合

パターンD：いも類を中心に熱量効率を最大化して作付けする場合

（農林水産省：説明参考資料より）

食料自給力を求めるための4つのパターン

食料自給力を指標化するにあたり、農水省はイギリスの食料自給力指標をお手本にしているようだ。そこではいくつかのパターンに分けて、成人1日あたりの必須カロリーを満たすことができるか否《いな》かということを判定するものだった。

ここで重要なのは、「栄養バランスを考慮する」「熱量（カロリー）中心で考える」という2通りのシナリオがあることだ。パターンAとCが栄養バランスを考慮する、パターンBとDがカロリー中心で考えるというものになっている。短期的には必要なカロリーを摂取できることが重要だが、もし栄養バランスが偏った期間が長く続き、ビタミンやミネラルといった栄養補給ができなければ、クオリティ・オブ・ライフが低下することになる。そうしたことも加味しながら、指標をみていく必要があるということだ。

さて、実際に指標を作るにあたっては、そのベースとなる数字がなければならない。そこで、平成26年度の実際の農地面積や、主要な作物の収穫量、畜産の生産能力が試算の根拠となっている。その指標をもとに、それぞれのパターンにおいて、現在ある農地にどの作物を配分して生産させるかという、具体的な試算がなされている。それを読むと私のごとき農業マニアには

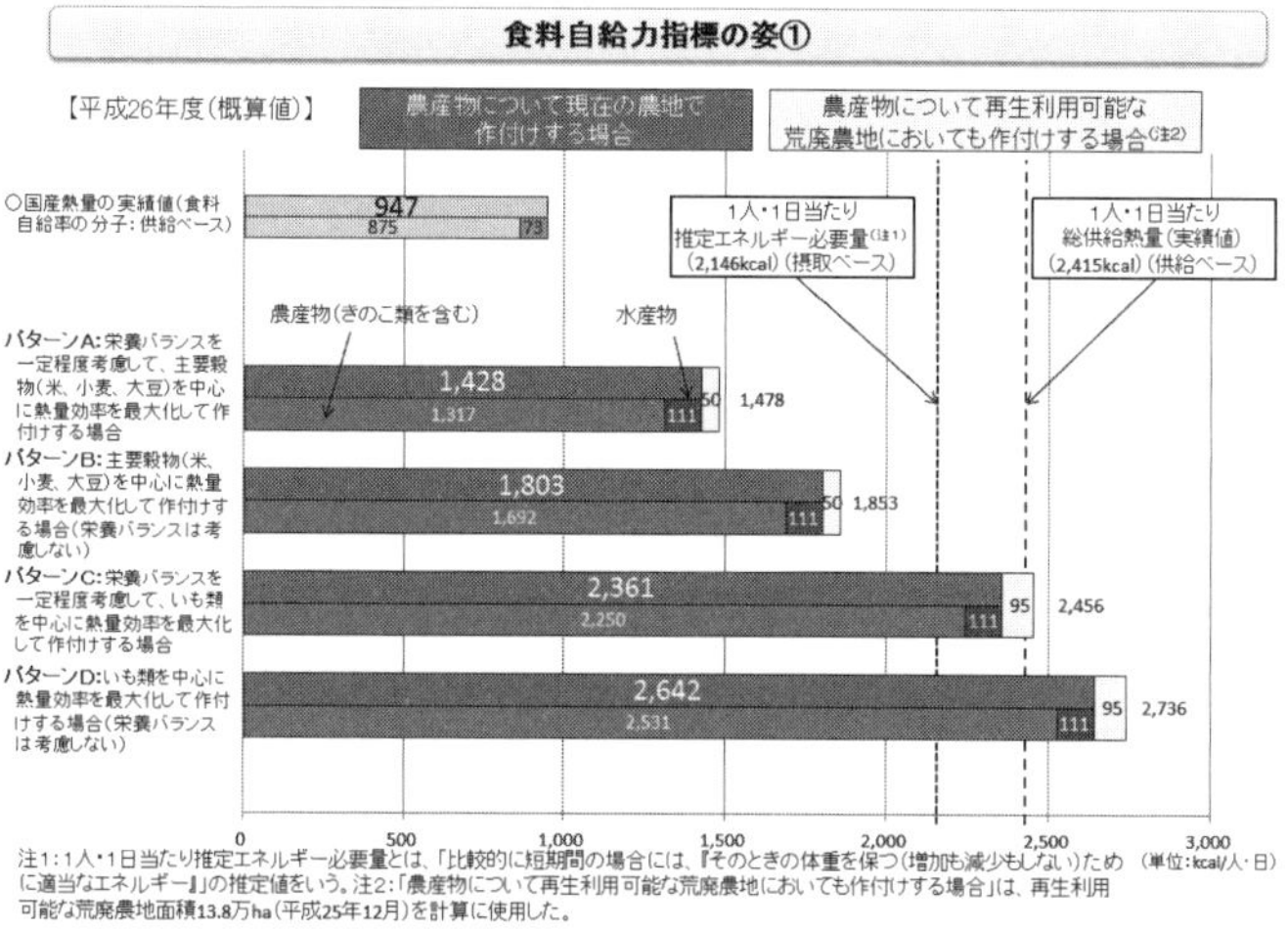

「平成26年度食料自給指標について」（農林水産省）より

「ほほう、農水省も綿密に考えているな」と興味深く思える資料だ。

表を見ると、パターンA～Dそれぞれに横棒グラフで、一人あたりに供給できるカロリーが表示されている。「現在の農地で作付けする場合」に加えて「再生利用可能な荒廃農地にも作付けする場合」というのが、それぞれの棒の右先にある灰色の部分だ。これも重要なので、頭の隅に入れておいてほしい。

さて、これをみると、パターンA（米や麦、大豆を中心に、栄養バランスを考えて作付けをした場合）では、一人あたり1478kcalしか供給することができない。パターンB（栄養バランスを考えずに、カロリーを追求して作付けする場合）でも1853kcal。

成人一人あたりのエネルギー必要量が1日2146kcalとされているので、パターンAとBはそこには満たない勘定だ。つまり、現在主流のご飯を主体とした食生活を営むのは難しいのだろうか。

みていてうれしくなるのはパターンCとDだ。栄養バランスを考慮して、いも類中心に作付けするパターンCは2456kcal、エネルギー必要量をなんとか満たしている。栄養バランスを考えないパターンDは2736kcalと、ようやく余裕が出てくる数字となる。

さて、この結果をどう見るか。それを考える際にまず知っておいてほしいのが、日本がお手本にするイギリスの場合、彼らが想定している生産パターンすべてにおいて、エネルギー必要量を超える自給力があるという結果だということだ。つまりイギリスは、なにかあったとしても十分な潜在的生産能力がある状態である。日本は世界に誇る美食の国といってよいと思うが、それゆえ、現状の贅沢《ぜいたく》な食事内容をすべて生産することは到底できないという結果なのかもしれない。

でも、「栄養バランスを考慮していも類中心の食生活をしよう」と言われても、想像がつかないかもしれない。ということで、具体的な食事内容をみてみよう。

パターンC　栄養バランス考慮でいも類を中心に作付け

パターンCの内容をみると、意外といってはなんだが、想像していたよりは豊かな中身が出

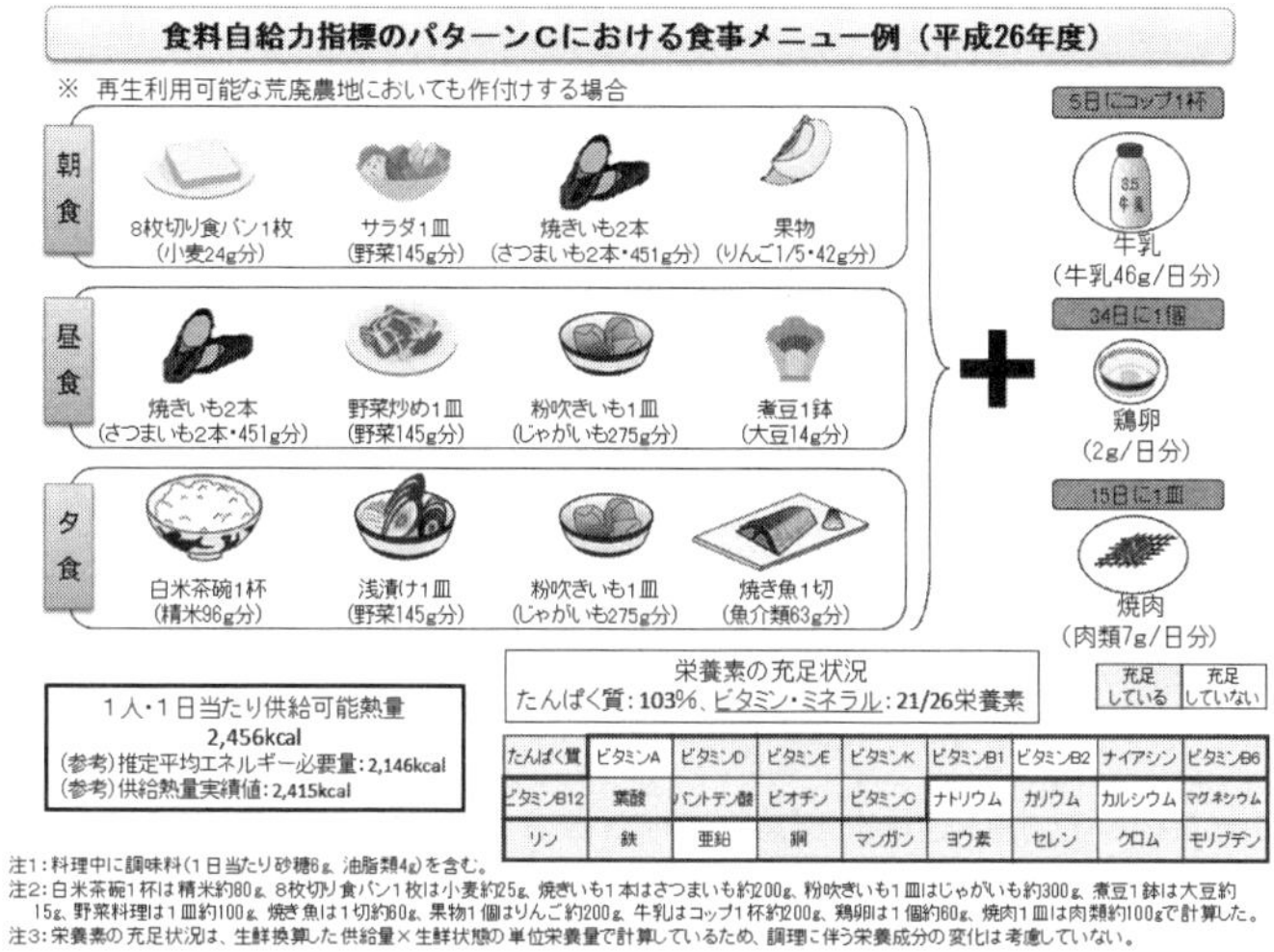

食料自給力指標のパターンCにおける食事メニュー例

てくると思った人もいるだろう。朝食には8枚切り食パンが1枚。サラダ1皿。焼きいも2本。リンゴ少し。これに5日に一度、コップ1杯の牛乳。昼食には焼き芋2本、野菜炒め1皿、粉吹きいも1皿、煮豆1鉢。夕食は嬉しいことに白飯を茶碗1杯、浅漬け1皿、粉吹きいも1皿、焼き魚1切れ。これに加えて、たまごは34日に1回、1玉だけ。焼肉は15日に1皿食べることができる。

こうしてみると「いや悪くないじゃないか！」と思われるかもしれないが、毎日いも類中心の食生活が続くと、それほどいいものとは感じないかもしれない。供給可能な熱量が2456kcalとあるが、より重要なのが栄養成分である。資料からは、この食生活を続けると、ビタミン

AやD、亜鉛やカルシウムが長期的には不足するというのがわかる。
これを見た上で、パターンBをみてみよう。

これは栄養バランスを考えずに、米・小麦・大豆中心にしたシナリオだ。そのさびしい内容に驚くとともに、栄養素が充足していないものばかりということに気づくだろう。人は、お腹がいっぱいになるだけでは生活できない。栄養は必要なのだ。この状況で長いこと生きていくと、どこかでハタと身体機能に重大な障害が出てくる可能性があるということは考えておかなければならない。

ということで、これが現在の日本の食料自給力指標である。

パターンC・Dで安心してはいけない理由

さて、資料をみながら解説してきたが、ここまで読んで「パターンA・Bが厳しいのは仕方ないけど、パターンC・Dならなんとかなるわけで、日本もなかなかやるじゃないか」と思っている人もいるかもしれない。まあ何か大変なことが起きて日本が孤立してしまったとしても、日本人が生き延びることはできるかな、とひと安心した人もいるだろう。

しかし、そう安心するのはまだ早いと私は思う。農水省は、そこまではあからさまに言わないけれども、言外にメッセージを込めているような気がするのだ。というのは、農水省が提示

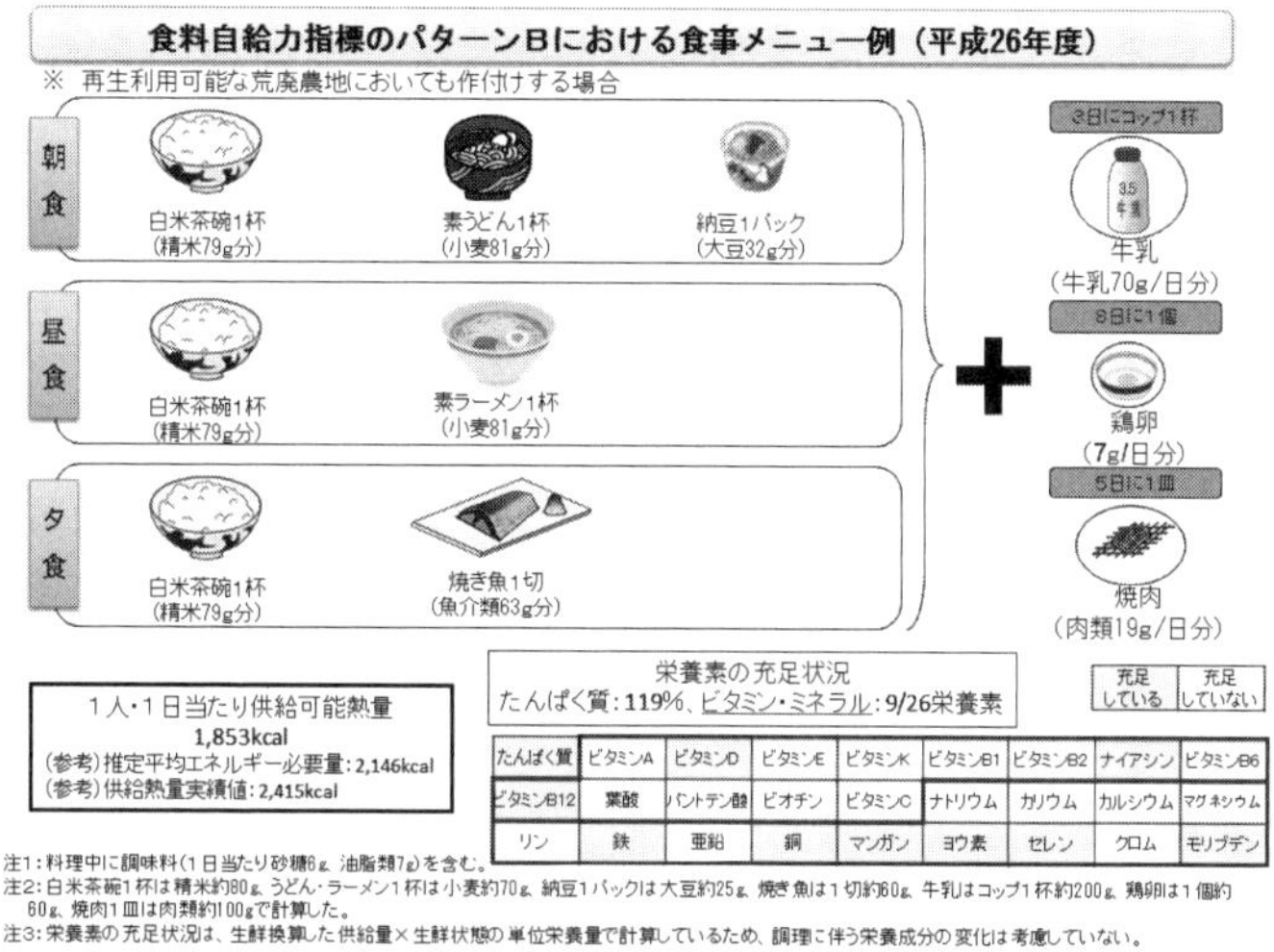

食料自給力指標のパターンBにおける食事メニュー例

する「食料自給力指標の関連指標」というものを見ると、農地面積は４５４万haで、作物をさあ作ろうと言ってすぐに栽培可能な灌漑《かんがい》整備をされた畑の面積は46万haある。また、農業就業者が２１９万人いて、そのうち40代以下の労働力は31万人となっている。

もうここまでくれば私が言いたいことがわかるだろう。日本の農業人口は減少し続けているし、農地も耕作放棄されるケースが多くなってきている。これが続けば、当然ながら食料自給力は落ちていきますよ、ということである。

実際に、この食料自給力の試算結果をこれまでの過去の指標をもとに、昭和40年代からの推移を折れ線グラフで表したものがある。

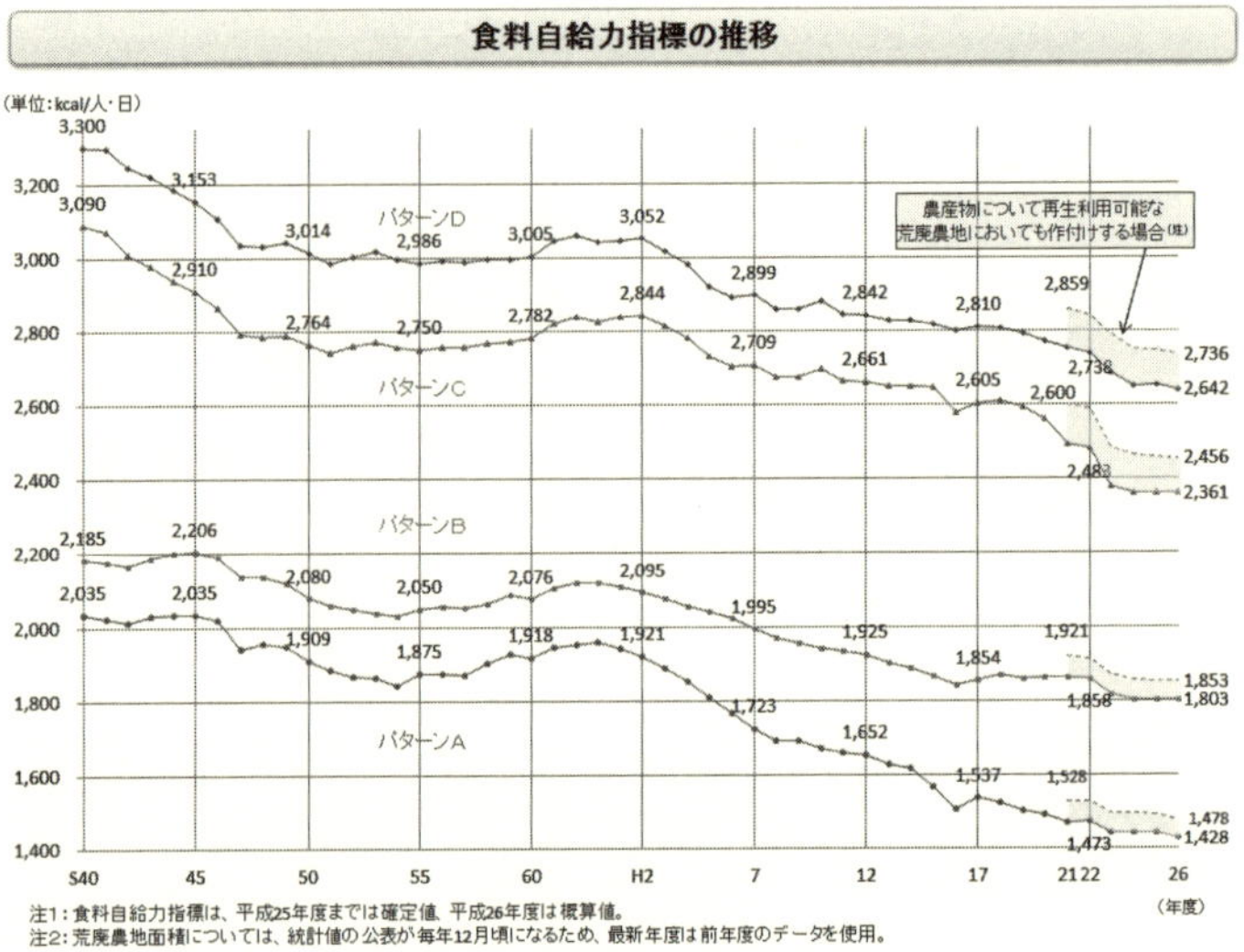

注1：食料自給力指標は、平成25年度までは確定値、平成26年度は概算値。
注2：荒廃農地面積については、統計値の公表が毎年12月頃になるため、最新年度は前年度のデータを使用。

食料自給力指標の推移

これをみれば、どのシナリオでも長期的に減少傾向になっているのがわかるだろう。TPPや補助金の削減などが目前にみえている状況で、生産力が向上していく兆しはない。

だいたいにおいて、食料自給力指標の試算は楽観的に作られている。実際にパターンCを実行しようということになった場合、これまでと違うものを作付けすることになる場合も多くなるので、混乱が生じるはずだ。当然、期待していた収穫量に満たないケースも続出するだろう。またしばらく農業に使われていなかった荒廃地を畑にしなおすといったところで、そこが作付け可能な農地に戻るかどうかはやってみなければわからない。けれども、そこは目をつぶって計算がされているというケースもあるわけだ。

だからこの食料自給力を提示する際には「この数字は少なくとも現行の農業資源が維持されているならば、という前提です」ということを強く言っていかなければ、世間に誤解されると思う。

実際には、日本の食料事情はこれからどんどん悪くなっていくと思う。僕の周りの生産農家はものすごい勢いで店じまいを始めている。後継者がいるという農家は非常に少ない。ここだけの話だが、僕は真剣に日本のどこか数カ所に農地を取得したいと考えている。可能であれば南（九州）と北（北海道）の2カ所に、拠点を持ちたい。それは、食料が不足する事態が本当に起こるかもしれず、そうなったときに有利な地域に足がかりを作っておきたいからである。僕は学生時代に80種類程度の野菜を栽培した経験があるし、土地と種があればなんとか食べていくだけのスキルはある。

皆さんはどうだろうか？　これは、真剣な話なのだ。

第9章　消費者だけが食のあり方を変えられる

業者を責める前にまず消費者意識から変えなければ

いま、日本の食を巡る環境や考え方が大きく変わろうとしている。それは読者の皆さんも実感しているだろう。東日本大震災による社会全体へのダメージ、原発事故によって放出された放射性物質の食品への影響、ユッケ問題に代表される安全性への危機感、そして農業をはじめとする第一次産業の危機的な状況。

思い出してみれば、こうしたことは過去にも多々あった。2000年代には雪印集団食中毒事件や無登録農薬問題、そして狂牛病パニックなどが立て続けに起こり、消費者の食に対する不信感が非常に高まった。スーパーなどの業界では、消費者が食品を買う際に何を重要視するかということを調査しているのだが、平常時に上位を占めるのは「価格」・「鮮度」・「おいしさ」であることがほとんど。しかし、食の安全に関わる事件が起きた後、しばらくの間は「安全性」という選択肢がトップになる。もっとも、事件を忘れる頃になると元通り「価格重視」に戻っていくのが普通だ。消費者は常に自分の関心事によって気まぐれにモノを買うのだ。

ならばその気まぐれ以外に、一つの柱を立ててみてはどうだろうか。消費者の皆さんに改めて考えてほしいことがある。それは食の倫理を見直すことだ。東日本大震災はとても悲しい出来事だったけれども、一方で誇るべき「日本人らしさ」が、地震への対応で発揮されたことも確かだった。被災地では暴動も起きず、秩序をもって助け合い、いまも復興に向けて努力している。また民間の支援活動も活発だった。こうしたことに海外から驚きと賞賛の声が寄せられているが、僕も驚いた。日本人は危機的状況に陥ると、それまで眠っていた正義感や倫理観を揺さぶられるのだろうか。ならば、食に関する不安が過去最大といってよいほどに大きくなっているこの時期、僕たちが食に対してどんなスタンスを持つべきかということを考えていくべきではないだろうか。

本書では、安い商品には安い理由があって、それは決してよいものではないということを示すエピソードをお届けしてきた。「けしからん、こういう業者などいなくなってほしい」と腹が立った読者さんも多いことだろう。ただ、そこで責任を業者のものだけと考えてしまうと、問題の根幹を見失ってしまうかもしれない。業者にそんなことをさせる動機を作り出しているのは、そもそも消費者自身であるからだ。

スーパーが生産者を買い叩くのは消費者のせい

納豆の項で書いたように、多くのスーパーが納豆をはじめとする日配品《にっぱいひん》の業者を買い叩いている。それでスーパーの担当者を糾弾しようとすると、おそらくこういう答えが返ってくるだろう。

「だって消費者が安いものばかり買うんですから、私たちもそれを実現しようとしているだけですよ」

そう、スーパーや外食産業が安くてよくないものを生み出し、販売しているのは、もとはといえば消費者が安いものしか買わなくなってしまったからである。スーパー業界は常に「どんなものが売れるか」ということを、データで検証しながら経営をしている。レジから生み出される、客が何を買ったかというPOSデータをもとに、売れ筋商品や死に筋商品の把握をしながら商品を仕入れているのだ。そしていまスーパーに低価格商品ばかりが並んでいるとするならば、それはそのスーパーを訪れる消費者が安いものしか買っていかないという証拠なのである。

こういう話がある。以前、僕がコメンテーターとして出演した、ジャガイモの品種をテーマにした番組でのことだ。日本人の誰もが知っているジャガイモといえば男爵いもにメークインだが、どちらの品種もずいぶん古い品種で、欠点も多い。その欠点を克服した新品種が多数登場しているのだが、なぜかそれらが定着することは少ない。そこでスーパーのジャガイモ売場に男爵いもとメークイン、そして色とりどりの新品種を並べておき、カメラをしかけて消費者行動を観察した。すると、多くの消費者が新品種に興味深そうに手を伸ばすものの、最終的には男爵いもやメークインをかごに入れる様子が映っていたのである。新しいものはどんな味がするかわからないので、リスクがあるからなんとなく伝統的な品種を買ってしまう。そうするとスーパーは、新品種を並べるリスクよりも伝統的な品種を置いた方がよいと判断し、新品種を置かなくなる。こうした不幸な堂々巡りがあるわけだが、その起点が冒険しようとしない消費者にあるのは明らかだ。

このように、スーパーに置かれるものは、その店を訪れる消費者の嗜好《しこう》を体現している。もちろんこれはスーパーだけではなく、社会全体についていえることだ。なんのことはない、安くて質の悪い食品を生み出しているのは消費者自身だったということなのである。

消費者の代わりにスーパーが業者をいじめている現実

ではスーパーは、安い価格をどう実現するか。スーパー自身も人件費を削減したりして、身を切っている。しかしそれだけでは競争に勝ち残れない。実はスーパー業界はいまだに戦国時代にあり、全国で1000以上の大中小チェーンが入り乱れて陣取り合戦を続けている。そこで勝ち残るためには、やはり安さを追求しなければという意識が蔓延《まんえん》しているのだ。

僕は前の会社で量販店や食品スーパーなどと産地を仲介する仕事もしていた。産地の情報を持って営業に行くと、紳士的に対応してくれるバイヤーもいるが、上からものを言い放つ偉そうなバイヤーもそれはそれは多かった。接客時にお客様に頭を下げている光景とはまるで別物で、ちょっと滑稽《こっけい》なくらいだ。それはまあ我慢できるとして、最後にボソッと「リベートの話もしなきゃな」と言ってくる。小売業者の中には業者からのリベートが予算の中にしっかり組み込まれていることも多い。そんなもろもろを乗り越えて取引が開始された後も、納入する業者には様々なお金が要求される。その一つが「協賛金」だ。協賛金とは、実際には値引きのようなもので、一定期間ごとに開催される特売においてその商品を販売するために協賛しろと言われるお金のことだ。もちろん納入業者も特売時に損をすることを見越して、損をしないぎりぎりのラインで見積もりをして闘うのだが、小さい業者はそうもいかない。リベートや協賛金が、実際に活かされて商品の販売がどんどん拡大し、結果的には双方の利益になるというならこれはこれで構わないのだが、もちろんそんなきれいごとでは済まないことが多いのはおわかりだろう。一般財団法人食品産業センターが行った、「平成26年度食品産業における取引慣行の実態調査」の結果によれば、小売業者から〝協賛金〟を要求された納入業者の割合が31・1%、取引先から不当な値引き要求のあった食品メーカーの割合が18・3%という結果が出ている。実際には声をあげない業者もいるだろうから、もっと深刻な状況であることが想像できる。またこの調査では「協賛金が不当に高い」と「協賛金の効果は期待できない」とする回答が30%を超えている。それでも取引を切られたら困るからと、協賛金を泣く泣く支払い、物流センター利用料なるものも10%差し引かれる……。いまは、本当に小売業者が強い世の中なのだ。

小売業界だけではもちろんなく、飲食店業界などでもこうした話は日常茶飯事だろう。過剰な数の無償サンプルを要求して、それをお客さんに出して儲けてしまうとか、ちゃんと納品されたのに「不良品で使えなかったから払わない」という、いわゆる赤伝処理を乱発するなど、様々なケースがあるようだ。

こうした業者いじめに、知らないうちに消費者は荷担している。いや荷担というよりも、その原因を作ってしまっているといってもよい。ではどのようにすればそうした業者いじめに力を貸さないで済むのだろうか。ここで一つのキーワードを示したい。

欧米で広まる「エシカル」というキーワードを知っていますか

エシカル・ソーシングという言葉がある。エシカル（ethical）というのは「倫理的な」または「道徳的な」という意味だ。ソーシングは「仕入れ」や「調達」という意味なので、つまり「商品を倫理的に調達する」という意味になる。どういうことかというと、人権を無視したやり方で製造されたり、環境破壊につながるような開発によって生み出された商品やサービスは買わない、支持しないということだ。食品ではないが、スポーツ用品メーカーのナイキが１９９０年代に、10歳未満の子供たちをサッカーボール製造に長時間従事させていたことが問題になった。この問題はナイキのみならずＦＩＦＡ全体に波及した。食の業界では２００６年、コーヒーチェーンのスターバックスが、コーヒー豆の産出国であるエチオピアの商標登録に圧力をかけたということが問題になり、スターバックス側が譲る形で解決をみた。つまり、欧米では「エシカル」でない商品やサービスをよしとしない風潮が生まれているということだ。

「あのさぁ、日本の消費者って変に守られているよね」

と僕に言ったのは、スイスのジュネーブにある国連機関に勤めていた友人だ。彼女の話があまりに衝撃的だったので、ここに紹介する。

「日本では〝食品のトレーサビリティ〟は、消費者の安心のためのものなんでしょ？　それってヨーロッパでは逆なのよ。この商品が作られている過程で学校に行くべき子供が労働にかり出されていないか、生態系を攪乱《かくらん》するような乱獲・乱伐を引き起こしていないか。それを確認するためのものがトレーサビリティなの。もし問題があることがわかったら、市民は敢然と不買運動を起こす。それが消費運動のあり方なのよ」

これを聞いて僕はちょっと恥ずかしくなってしまった。確かに日本では、トレーサビリティは消費者が安全性をチェックするためにあると考える人が多い。また、日本の不買運動の多くは、消費者にとって都合の悪いものが含まれていたときに起こるのが普通だ。それに対して欧州では「エシカルかどうか」を商品選択の基準にし、そうでないものは社会的に排除するようになっているというのだ。イギリスの人気シェフ、ジェイミー・オリヴァーのクッキング番組では「マグロを選ぶなら、クロマグロは買わないように」と明言していたし、EU内のマクドナルドではフィレオフィッシュに使う白身魚は持続可能性が確認されているものだけである。日本とはかなり意識が違うと言わざるを得ない。

もちろん、欧米の流通業界や消費者がみなエシカルな生活をしているというわけでは、まったくない。物質主義、快楽主義的な消費に走っている国もあるし、エシカルな活動をしているということを盾に商品をバンバン売っていこうとする企業も多々あるという。

逆に言えば日本だって文化的にエシカルというか、道徳にのっとって様々なことをなすということが普通だった。だからこそ震災後、世界各国から「震災後のパニックでも略奪などが起きない日本は、なんてすごい国なんだ」と賞賛されているわけだ。ただ、こうした目立ちやすいところから離れてみると、こと食に関する限りは、日本の消費者はこれまであまりエシカルといえない態度をとってきていると思う。

エシカルに買うということはどんなことかをイギリスに学ぶ

では、エシカルにたべものを買うということはどんなことか。これが実に難しい問題だったりする。というのは、何がエシカルなのかという定義がまだきちんとあるわけではないのである。このエシカル分野では先進国と考えられるのはイギリスなのだが、そのイギリスの専門家に尋ねても、明確な定義はないという答えが返ってきているのだ。

イギリスは不思議な国で、公正な国際貿易を推進する枠組みである「フェアトレード」が生まれたのも、協同組合運動が生まれたのもそうだ。他のEU諸国にさきがけて養鶏におけるケージ飼いを撤廃するなど、アニマルウェルフェア（動物福祉）の意識も高い。「イギリスは長いこと植民地支配をしてきた過去があるので、その贖罪《しょくざい》意識がそうさせるのだろう」と言う人もいるが、その理由はよくわからない。そこで僕は2014年と2015年の夏、イギリスのエシカル消費を実地調査した。このときの最大の収穫となったのが、イギリスにおける倫理的消費の専門家であるロブ・ハリソン氏との対話だ。彼は20年以上前から続く雑誌メディア「エシカル・コンシューマー（倫理的消費者）」の創立者で編集長である。この誌面では独自の「エシックスコア（Ethic Score）」という指標を用いて、様々な企業や商品、サービスをランキングするのだが、このエシックスコア自体、彼らが「なにをエシカルというのか」という哲学をよく表している。

例えばスーパーマーケットのエシカル度をランキングした号をみると、高級食材スーパーであるマークス&スペンサー、COOPがワンツーで、イギリスにおける最大の小売であるテスコやセインズベリーといった大手スーパーチェーンはかなりの下位にある。このランキングの採点基準となっているエシックスコアをみると、「環境」というカテゴリーでは、環境に配慮した商品を仕入れているか、環境を向上するような企業活動をしているかといったことが点数化されている。「動物」カテゴリーではアニマルウェルフェアを守っているか。「労働」カテゴリーでは労働者の人権が守られているか、児童が労働にかり出されていないか等。「政治」カテゴリーでは例えば戦争に使う武器を輸出しているグループ会社がないか、どのような政策を支持しているかといったところまでが採点の対象になっている。

このエシックスコアは、雑誌を立ち上げたときの創立メンバーそれぞれの得意分野であり関心分野から構成されているらしいのだが、彼らが何をエシカルと考えるかということがわかる。また、これらの関心は国によっても変わるそうだ。

「実は調査をすると、国によってエシカルの分野も変わるんだ。例えばイギリスでは労働問題、人権問題は関心が強いけれども、ドイツにいくと環境問題が第一になる」（ロブ・ハリソン氏）

日本でも環境問題への意識は高い方だと思うし、労働者の権利問題はここ数年の間にブラック企業問題が噴出したこともあり、意識が高まっている。このように、エシカルは決して固定された問題意識ではないということだ。

「エシカルというのはとても複雑な考え方で、見方によっていろいろ変化します。例えばオーガニック食品はエシカルか？　という問題がよく語られます。オーガニック食品を買うことがエシカルだと思っている人がいる一方、オーガニック食品を買う動機は「健康になりたい」というものが強いわけだから、それは利己的な動機であってエシカルではない、と考える人もいます。さらにそれに対して、オーガニック食品を食べて結果的にその人が健康になった場合、国の医療費負担が軽減されるので、やはりエシカルだと指摘する人もいます。つまり、立場や考え方によってエシカルの考え方は変わり得るということなのです」

もう一つ面白かったことがある。それは、イギリス人はみなエシカルなのか？　という質問に対するロブの答えだ。

「イギリス人に商品をエシカルに買うかという調査をしてみると、面白い結果が出る。『常にエシカルなものを買う』というのが10〜20%。『ときどきエシカルなものを買う』が60〜70%。『エシカルに関心がない』という人が20〜30%という結果なんです。常にエシカルに気を配る人はそれほど多くない。けれども、ときどきエシカルな層の売上げがとても多くて、それを合わせると企業はエシカルを無視できないんですね。たいていの人は、金額に差があまりなければエシカルなものを選択する。結果的にイギリスではどんな企業もエシカルな商品やサービスになるように配慮するというのが普通になってきています」

なるほど、これは面白い。日本でも「常にエシカル」「ときどきエシカル」「エシカルに興味なし」の割合はあまり変わらないと思う。商品やサービスを提示するときにもっとエシカルの特徴を出すことができれば、変わり得るのかもしれない。

「イギリスではキャンペイナー（活動家）という役割をする人（または組織）が問題を発見して声をあげ、それをメディアが社会に対して増幅します。これを消費者が耳にして、不買運動をしたりする。問題のあった企業はそれに対応しなければならず、周りの同業者もその問題に対処せざるを得なくなる。これがイギリスにおけるエシカルの構図なんです。

そして、キャンペイナーが声をあげるだけではなく、代替案を提示できることが重要です。例えば昔、環境保護団体のグリーンピースが冷蔵庫に使われているフロンガスが環境問題を引き起こしているというキャンペーンを張ったんです。その際、彼らはフロンガスを使わない冷蔵庫の開発をドイツのメーカーに委託し、その新製品を消費者に提案しました。そうしたら消費者はそれを買うようになり、同業メーカーも次々にノンフロン冷蔵庫を開発するようになりました。そうして6週間ほどで、完全に市場が変わったんですよ」

この余波は日本にも届き、同じようなことが起こった。パナソニック（当時は松下電器産業）が2001年にノンフロン冷蔵庫を投入したところ、他社も続々と追随し、ノンフロン冷蔵庫が主流となった。エシカルは実際に市場を動かすのである。

このようにイギリスでエシカルな消費について多くのことを学んだのだが、結論として僕は日本でもエシカルな消費、エシカルな食を志す人が増える余地は大いにあると感じたのだ。

品質・健康・倫理を重視するネオポストモダン消費の時代

僕は、いまちょっとだけ見えてきている消費スタイルというものが、少なくともこの先10年くらいは重要視されるものなのではないかと思っている。それを「ネオポストモダン消費」という。東京大学農学部教授の中嶋康博先生による考え方だ。

ネオポストモダン消費の前に、まず「モダン消費」を押さえておきたい。「モダン」とは1950〜70年代までで、つまり、高度経済成長期のことだ。この時期、グルメは限られた一部のお金持ちの楽しみで、一般の人たちは味よりも「お腹がいっぱいになればいい」という嗜好だった。だから、食品のアイテム数はシンプルで、どの家庭でも同じようなものを食べていたはずだ。79年の第二次オイルショックによって高度経済成長が終わると、多くの人々が高い所得を得ることができる豊かな時代がはじまった。この時代を「ポストモダン期」という。バブルを頂点とするこの時代に求められたのは、「他の人とは違う価値」「食い散らかす食」「毎日がハレの日」というようなキーワードだった。しかし、間もなくバブルは弾け飛ぶ。そうしていまに至るまで続いているのが「ネオポストモダン期」である。

ネオポストモダン期に生きる消費者はバブリーな時代に商品を見る眼が肥えてしまったので、非常に高いレベルの選択眼を持っており、しかもお財布の紐はとても堅いという性質を持つ。こんなお客が増えると、倒産に追い込まれる店や企業が多くなって不思議はない。ところが、中嶋先生によればネオポストモダン消費者にはある傾向があるという。それは「自分の好きなモノ・コトへの依存性がある」ということで、これを「文脈依存性」という。ネオポストモダン消費者は基本的には安い商品を好む。ただし、価値があると思えば価格の高いものでも納得して購入する。その「価値を認める」という条件が、消費者一人ひとりが持つ「文脈」に依存しているわけだ。例えば、僕はアニメの「機動戦士ガンダム」に熱中した世代なのだけれども、いまだにガンダム関係の商品にはお金を惜しまない友人がいる。その代わり、着るものや食べものにはまったくお金を使わない。同じように、あるものは車、サーフィン、食べることなどなど、自分の大好きな〝文脈〟にはお金を使うが、他のことには一切使わない……という生活スタイルは想像しやすいだろう。

そして重要なことは、先の中嶋先生が言うには、ポストモダン消費者の持つ文脈にはある一定の方向性があるのだ。それが「品質・健康・倫理」なのである。

品質とは味・外観・鮮度に代表されるもので、わかりやすい。健康も安全・栄養といったキーワードで保健機能食品の一種である「特保」の商品が売れるなど皆さん周知のことだ。しかし重要なのは倫理である。倫理には環境・人権・地域が含まれるのだという。なるほど、いまの消費者は環境にはものすごく敏感だ。エコな商品はそうでないと言われるものよりも間違いなく売れる。では、地域はどうだろうか。中嶋先生は次のように指摘する。

「地産地消の波が拡大したり、東日本大震災後に多くの人がボランティアに取り組んだりしたのも、『地域』への深い理解が背景にあったからではないか」

「秘密のケンミンSHOW」のようなテレビ番組が視聴者に受けるのは、もはや地方の郷土料理や地元食材にしか面白みが感じられないからだという要因もあるだろうが、それだけではなく自分がいま持たない「地域」への愛着があるのかもしれない。

ネオポストモダン消費者の文脈とは、環境に負荷をかけず、地域の文化により配慮し、生産者を買い叩かず（＝人権）、世のためになる商品にお金をかけようということだ。大震災を経て、自分の生き方や仕事のあり方を見直す人が増えている。その中には「より佳く、より正しく生きたい」という願望があるようだ。だからだろうか、僕には、自由になるお金が少なくとも、倫理的なものを買いたいという消費者層が確実に増えている気がしていた。そして、それを裏付けてくれたのが中嶋先生のネオポストモダン消費理論なのだった。

実はこのネオポストモダン消費というのは机上の理論ではなく、実際に食の分野では「確かにそうだ」と頷《うなず》くことができる事例があるのだ。

ネオポストモダン消費＝エシカル消費だ！

新潟県の佐渡島《さどが》には、特別天然記念物であるトキが生息していることはご存じだろう。このトキが暮らす生態環境を保全しようと、地元の農業者たちがある取り組みを行った。通常は冬の間、田んぼからは水を落として乾田という状態にするところを、冬も水を溜めておく「冬期湛水《たんすい》」をするのだ。そうすることで、水を張った田んぼに生態系ができ、トキの餌になる生物が繁殖してくれる。けれども夏場、稲を栽培するときに農薬をたくさん使うと、餌となる昆虫が死んでしまう可能性がある。そこでできる限り農薬や化学肥料を使わない特別栽培で米作りをすることにした。これによってトキが実際に田んぼに降りて虫をついばんだりするようになったという。そしてこの取り組みで生まれた米をＪＡが「朱鷺《とき》と暮らす郷《さと》」の米と名付けたところ、それまで引き合いのなかった生協組織が「それ買った！」と声をかけてくれるようになり、消費者が生産地を訪ねるツアーも開催されるようになったという。佐渡は米が旨い産地だけれども、消費者は自分の好きなブランド米を容易に変えないものだ。それなのに消費は動いたのだ。

また、同じような取り組みで有名なものに兵庫県豊岡《とよおか》市の「コウノトリ育むお米」がある。こちらはトキではなくコウノトリで、やはり冬期にも田んぼに湛水したままにする。化学合成農薬の使用を減少させることで、生物多様性が確保され、コウノトリの生育環境が改善されるというものだ。この取り組みで生産された米を「コウノトリ育むお米」と認証して販売しているわけだが、これがやはり高い人気を呼んでいる。僕の仲良くしている山田屋という人気の米屋さんによれば、銀座の某有名百貨店でこの米を販売したとき、売上げランキングの2位になったそうだ。「通常、地域や品種のブランドで買っていくお客さんが多い銀座では、この米が売れたというのは不思議なことです」と言っていた。

でも、不思議に思うことはないのかもしれない。先のネオポストモダン消費の文脈である「品質・健康・倫理」と、倫理要件に含まれる「環境・健康・地域」というキーワードを思い出してほしい。朱鷺と暮らす郷の米もコウノトリ育むお米も、田んぼに農薬を使わないことで野鳥の健康を守り、餌になる昆虫を増やす。そうすることで環境と健康への配慮を実現し、かつ、適正な価格で生協が買い支えることで生産者の人権の保持も達成しているのだ。つまり、ネオポストモダン消費の倫理要件の3つのすべてを満たしているといえるのである。

エシカルという考え方を国内の生産者・メーカーにも

現代（ネオポストモダン期）に生きる人は、すでにバブル期に生きる人ではなく、その意識も微妙に変容しているはずである。そう考えると、エシカルな消費を志向するということはそれほどストイックなものではなく、もはやそれこそが快楽を呼ぶ消費スタイルとなっているといえるのではないだろうか。エシカルな商品やサービスを選び、それにお金を払うことに喜びを感じる。もともとフェアトレードや環境保護関連商品を選択して購入してきた人ならば、そうした考え方は当たり前のものだろう。

このエシカルなまなざしを、ぜひ同じ日本国内に生きるたべものの生産者やメーカーに対して向けてほしいというのが、僕が本書で訴えたいことである。「え、日本の生産者やメーカーはもう十分に儲けているでしょ」と思っている人に対して、そうではないよということを、ここまで実例を挙げて解説してきた。僕からすると、フェアトレードで他国の援助をする前に、日本国内でフェアな取引をすべきではないかと思ってしまうのである。数年前、ある大学でフェアトレードについて学んでいる学生たちに講義をしてほしいという依頼があったとき、まさにこの話をして「君たちがフェアトレードで学んだことを、日本の生産者さんに対しても取り組んでほしい」と話したのだが、半分くらいの学生さんがポカンとしていた。開発途上国でぼろぼろの毛布をかぶって震えている子供と、豊かなはずの日本国内の生産者を同列には考えられないということだろう。もちろんそこには大きな違いがあって同列に論じることができる問題ではないのだけれども、同じような搾取と収奪の構造があるのだということはいえる。そして、いまこの時代により深刻なのは、もしかすると日本の国内のたべもの生産の問題なのかもしれないのである。

いま、エシカルという言葉をインターネットで検索してみると、ヒットする記事の多くがファッション、アパレルに関するもので、たべものに関わるものは非常に少ない。5年後には「エシカルな食」というキーワードでたくさんの記事や取り組みがヒットするようになってほしいと、心から願う。

あとがき

たべものの価格が安ければ安いほど、消費者は嬉しい。それは当然のことだが、際限なく安くなってしまうと、食材の生産者や食品メーカーが生産行為を続けられなくなる状況に追い込まれる。本来ならば、再生産可能な価格を割る前になんらかのストッパーがはたらくべきだが、日本ではスーパーなどの買い手が強すぎるため、歯止めがかからない状況だ。この状況をなんとかできるのは、安さを享受する主体である消費者だけである。少しでもいまのたべものを巡る真実を知ってほしいという思いが、本書を執筆する動機となった。

また本書は、2008年に講談社より出版された『日本の「食」は安すぎる』という本の「つづき」の意味合いも込めて書いたものでもある。同書は基本的に本書と同じ視点から書いたもので、食品偽装問題が頻発する時期に出版され、ありがたいことに大きな反響をいただいた。これで少しは消費者がたべものをみる目も変わるだろうと期待をしたのだが、いまもあいかわらず食品偽装など、食の問題は発生し続けている。その原因の一つに、行きすぎた安値があることは間違いない。同じようなことを、繰り返し世に問う必要があると思い、本書には可能な限りアップデートされた情報を詰め込んだつもりだ。もし可能であれば、前作と本書の内容を比べ、7年前と現状の違い（または違わない部分）を発見されると、面白いかもしれない。

本書の第6章は雑誌『専門料理』（2015年7月号）で書いた記事を元にした。また、僕が発刊している有料メルマガ「たべもの最前線」で執筆したものをベースにした章もある。テーマによっては執筆した時点と状況が少し変わった部分もあり、微調整を余儀なくされた。第2章などは2015年1月の時点で調査がされているのだが、ご存じの通りハンバーガーを巡っては様々な事件が起こり、主要メーカーで価格改定がなされた。また為替レートは大きく変動し、食品価格を大きく左右する原油価格や穀物価格などの条件もダイナミックに変動している。弁当の価格などは少々値上がりしているようだ。したがって今後、掲載されている情報と整合しない箇所も出てくるかもしれないが、状況が変わったとご理解いただければ幸いである。

たべものを巡る状況は日々刻々と変わり、そのスピードは驚くほどに加速している。しかし、佳いたべものを得ようと思うなら、生産者や食品メーカーが十分に利益を得ることができ、誇りを持って生産に携わることができる対価を支払わなければならない。その事実だけは、どんな世の中になっても不変である。

本書を書くにあたり、多くの識者のお手を煩わせた。各章に登場した生産者や食品メーカー、関連団体の方々に深く感謝する。編集者の麻田江里子さんには遅筆でご迷惑をおかけしたが、最後までサポートしていただき感謝している。各データのチェック等を根気強くしてくれた我が社のスタッフや家族にも感謝の意を捧げたい。

日本の素晴らしいたべものと、それを支える人たちが幸せに生きていけるようにと祈りつつ、筆をおきたい。ここまで読んでいただき、ありがとうございました。

菜の花トラスト in 横浜町（青森県上北郡横浜町）
広大な面積で生産された菜種を、贅沢にも非加熱で圧搾し、一番搾りの油のみをボトリングした「御なたね油」が素晴らしい。贅沢な造り方なのでお値段もよいが、これこそ菜種油の本当の味わいとビックリすること請け合いだ。

堀内製油（熊本県八代郡氷川町）
九州では油の搾油が盛んだった。同社は八代周辺で自前の畑を持ち、菜種やゴマ、椿などの油を搾っている。焙煎のしっかりきいた菜種の「地あぶら」は香ばしくおいしい。

ヤマザキ（静岡県榛原郡吉田町）
「ヤマザキ」の自社ブランド品は各地のスーパーやコンビニで販売中。またセブン－イレブンの「セブンプレミアム」で、ポテトサラダやきんぴらごぼうなどの和惣菜をヤマザキが製造している。

■醬油

梶田商店（愛媛県大洲市）
愛媛県大洲市にある老舗メーカー。県産大豆と小麦で醸した「巽」シリーズと、「丸大豆再仕込み醬油　梶田泰嗣」の爆発的に強い旨みは一度味わっておくべき。

八木澤商店（岩手県陸前高田市）
岩手県陸前高田市の老舗醬油メーカーの同社は、有機宅配のらでぃっしゅぼーやや、自然食品販売大手のＰＢ商品の製造を引き受ける実力派だったが、東日本大震災の津波で蔵のすべてが流されてしまう。だが、生き残った全社員をひとりも解雇せず、奇跡の復活を成し遂げた。同社の醬油商品はもちろん、タレ・ドレッシング類も驚くほどにおいしい。

ミツル醬油醸造元（福岡県糸島市）
福岡県糸島市の小さな醬油メーカーの若き４代目が醸す本醸造醬油「生成り、」シリーズは、ワインのように年号を付した意欲的な醬油商品。いまのところ毎年材料や麴を変えながら模索しているので、年によって味が違うのが面白い。決して大きくないが、いま注目の醬油メーカーである。

■お酢

飯尾醸造（京都府宮津市）
お米から蔵人たちがしっかりと無農薬で生産し、それをお酒の「お酢もろみ」に醸し、そこへ酢酸菌膜をつけて半年以上発酵させる、昔ながらの本物のお酢「富士酢」を製造するお酢メーカー。通常の米酢の８倍量のお米を原料にした「富士酢プレミアム」がお薦めだ。

■油

デクノボンズ　工房地あぶら（岩手県一関市大東町）
国産菜種の油を昔ながらの圧搾法で搾った「まごどさ」という菜種油がおいしい。その焙煎と圧搾の技術の高さで、全国の菜種農家から搾ってほしいとオファーされる腕前だ。

ヤマキ醸造グループ（埼玉県児玉郡神川町）
埼玉県神川町にある醤油・豆腐のメーカー。旧地名が「神泉村」という、おいしい水が湧き出ることで有名な地域。ＪＳＡ有機認定の国産大豆で打った豆腐が絶品。非常に難しい「温豆乳一発寄せ」という技術で豆腐を製造するメーカー。

ゆばと豆腐の店　豆源郷（東京都墨田区）
東京都の両国にあるこのリストの中で唯一、小さい規模の個店。地域や品質をえり抜いた国産大豆とにがりのみで豆腐を造る。有名百貨店での取り扱いもある豆腐製品は絶品のひとことだ。

■たまご
わかたけ自然農園（宮城県大崎市）
宮城県大崎市で平飼い養鶏をする若竹さんのたまご。鶏の品種は日本ではけっこう珍しいシェーバーブラウン。飼料は焙煎大豆や小麦にお米、青草など、人間が口にしてもまったく問題のないものばかり。その味わいは実にリーンで程よいコクもある。玉子かけご飯には最適。

トキワ養鶏（青森県南津軽郡藤崎町）
通常は餌の５割が輸入トウモロコシであるところ、籾付きのお米を全体の７割も与えて育てた「こめたま」を生産している。７割がお米の餌だと、黄身の色はごく淡いレモンイエローになり、玉子焼きにすると少し黄色みがかった白色に。食べると和食のおだしのようなスッキリした旨みを感じるはずだ。

中津ミート　丹沢ハム工房（神奈川県愛甲郡愛川町）
初めて同社のハム・ソーセージ・ベーコンの裏面表示をみたとき「豚肉・塩・粗糖・香辛料」と４つしか書かれていないことに感動した。ソーセージはと畜してすぐの豚肉を、冷える前にペーストにしているので、リン酸塩を使わずにおいしいソーセージができる。ただし残念ながら直販はしていない。大地を守る会や各生協組織で購入可能。

■惣菜
ニッコー（神奈川県大和市）
生協や大地を守る会、らでぃっしゅぼーやなどに品質の高い冷凍食品を製造している。同社ウェブサイトから一般も購入可能。

付録　日本の「佳い食」リスト

■弁当

知久屋（静岡県浜松市）

静岡県を中心に、約50店舗を運営。お惣菜の通信販売も行っている。本文に登場したように、ドレッシングやマヨネーズまで、すべての味付けを自社製造で行う貴重な弁当メーカー。自社農場は規模も大きく、フル稼働時は使用する野菜の４割を自前で調達できるという。

■納豆

佳い大豆を選び、高い発酵技術で製造し、タレやカラシについても佳いものを選ぶ納豆メーカーの名前を列記する。ただしどこのスーパー・百貨店で購入可能かは、その時々で変わることがあるので、メーカー名のみを記載する。

登喜和食品（東京都府中市）
大力納豆（新潟県魚沼市）
下仁田納豆（群馬県甘楽郡下仁田町）
菅谷食品（東京都青梅市）
天狗納豆総本家　笹沼五郎商店（茨城県水戸市）
鎌倉山納豆　野呂食品（神奈川県鎌倉市）

■豆腐

太子食品工業（青森県三戸郡三戸町）

青森県の三戸に本拠をもち、東北一円では納豆メーカーとしてのシェアが高い太子食品。栃木県の清冽な水の湧く地域に豆腐工場を持っており、首都圏の大規模量販店に向けても豆腐を販売している。国産大豆を使用した豆腐がとてもおいしいが、特に「箱入り娘」という革新的な製法の豆腐商品がお薦めだ。

おとうふ工房いしかわ（愛知県高浜市）

愛知県のメーカーで、生協組織などの厳しい基準でおいしい豆腐を提供してきた実績を持つ。僕が審査員を務めていたフード アクション ニッポン アワードで、優秀賞を受賞している。

山本謙治（やまもと・けんじ）

1971年、愛媛県に生まれ、埼玉県で育つ。1991年、慶應義塾大学環境情報学部在学中に、畑サークル「八百藤」設立。キャンパス内外で野菜を栽培する。同大学院修士課程修了後、㈱野村総合研究所、青果流通の㈱シフラを経て、2004年、㈱グッドテーブルズ設立。農産物流通コンサルタントとして活躍中。ブログ「やまけんの出張食い倒れ日記」。著書に『日本の「食」は安すぎる 「無添加」で「日持ちする弁当」はあり得ない』（講談社）など多数。

KADOKAWA

激安食品《げきやすしょくひん》の落《お》とし穴《あな》

2015年10月25日　初版発行

著　者――山本謙治《やまもとけんじ》
発行者――郡司　聡
発　行――株式会社KADOKAWA
東京都千代田区富士見2-13-3　〒102-8177
電話／03-3238-8521（カスタマーサポート）
http://www.kadokawa.co.jp/

印刷所――旭印刷株式会社
製本所――本間製本株式会社

ISBN 978-4-04-653339-5　C0036

落丁・乱丁本はご面倒でも下記KADOKAWA読者係にお送りください。送料は小社負担でお取り替えいたします。古書店で購入したものについては、お取り替えできません。
電話 049-259-1100（9：00〜17：00／土日、祝日、年末年始を除く）
〒354-0041　埼玉県入間郡三芳町藤久保550-1